50 RECETTES SMOOTHIES
SANTÉ
MINCEUR

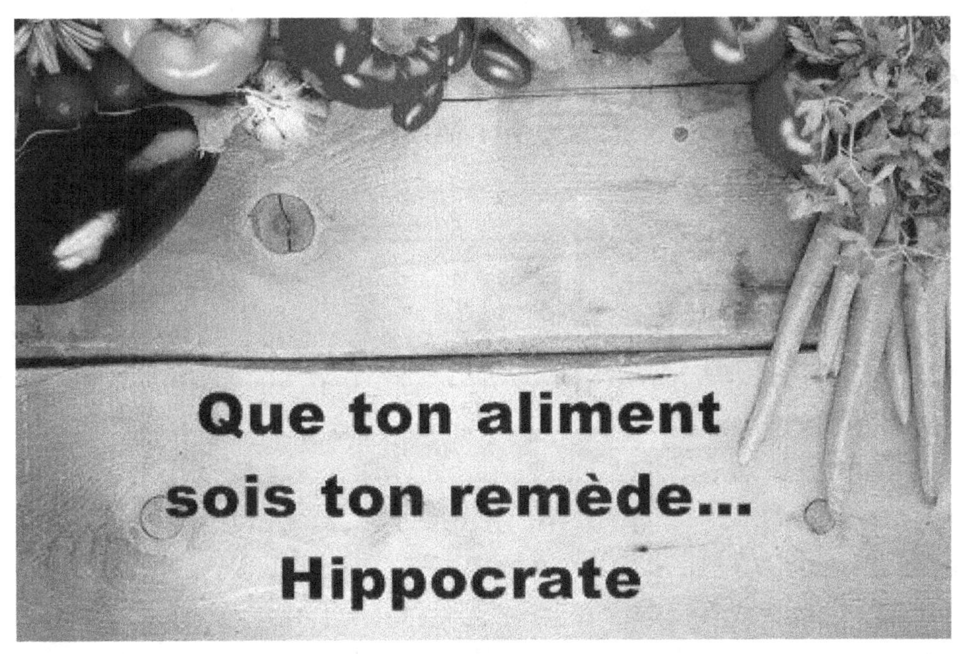

Que ton aliment
sois ton remède...
Hippocrate

TABLE DES MATIÈRES

Contenu

TABLE DES MATIÈRES 4

MISE EN GARDE 8

COMMENTAIRES..9

Découvrez les smoothies et plus si affinités ! 9
Mince alors ! 10
C'est parfait : Cinq étoiles pour Marie Bo 10
Détox 11
Un régal... 11
Recettes gourmandes 11
Une belle découverte ! 12
De nouvelles idées 13
Pour voir la vie en vert.. 13
Intéressant 14
Pour la minceur et la gourmandise..................................... 14
Recettes minceur et gourmandes 15
Le bonheur des papilles 15
Une véritable équation de santé pour tous 15
Les ingrédients de cet ebook 16
Un concentré de bienfaits... 16
Régalez-vous !.. 16

INTRODUCTION...18

POURQUOI DES SMOOTHIES VERTS 22

JAMAIS SANS MON SMOOTHIE ! 22
Smoothies repas 22
Planification des smoothies.. 23
DES SMOOTHIES VERTS POUR VOTRE SANTÉ 24

Cinq portions de fruits et de légumes par jour ? 25
Un concentré nutritionnel puissant 25
DES SMOOTHIES VERTS POUR PERDRE DU POIDS............ **26**
La guerre au gras............................. 26
Des privations inutiles 27
Le piège des aliments transformés........................ 27
Maigrir avec des smoothies........................ 31

PRÉPARATION DES SMOOTHIES..**32**
FRUITS ET LÉGUMES **34**
Astuces pour économiser...................... 34
La guerre aux pesticides 35
INGRÉDIENTS CHOUCHOUS **36**
Donnent un goût sucré aux smoothies 36
Relèvent le goût des smoothies 36
Se combinent facilement à d'autres aliments 37
Parfument les smoothies...................... 37
Rendent les smoothies onctueux 37
Stimulent le métabolisme 37
Augmentent la teneur en protéines 38
Augmentent la teneur en Oméga-3 38
CHOISIR LE BON BLENDER....................................... **39**
Un blender beau bon pas cher 39
Que la force soit avec mon blender ! 39
Le roi des blenders...................... 40
MESURES ET ÉQUIVALENCES **42**
PRÉPARER DU LAIT VÉGÉTAL........................... **43**
CONGÉLATION DE VOS PRODUITS FRAIS **45**
Trop drôle !...................... 45
Astuce congélation express 45

RECETTES **47**

Répétitions incontournables 47
Smoothies salés ?...................... 47
1° COUSIN GASPACHO...................... 49

2° JAMAIS SANS MON ASPERGE... 50

3° CAROTTE JOYEUSE 51

4° CONCOMBRE MASQUÉ 52

5° COCKTAIL AMINCISSANT 53

6° DÉLICE AU CÉLERI 54

7° MERVEILLEUX FENOUIL 55

8° CHOU D'UN JOUR 56

9° LÉGUMES AU SOMMET 57

10° VERDURE ÉNERGISANTE 58

11° ANANAS EN FÊTE 60

12° SMOOTHIE DOUCEUR.. 61

13° AVOCAT SANS PEUR ET SANS REPROCHE 62

14° CHOUCHOU À LA VANILLE 63

15° CLÉMENTINES DU MATIN 64

16° CHOCOLAT EN FOLIE 65

17° MYSTÈRE DE LA CORIANDRE 66

18° RAISINS ROUGES DÉLICIEUX 67

19° DIVIN CHOCOLAT 68

20° FLAMANT ROSE 69

21° MENTHE ROYALE 70

22° PAPAYE ENCHANTÉE 71

23° POIRES PARFUMÉES 72

24° PÊCHES CÉLESTES 73

25° RÊVE DE CANNELLE 74

26° QUESTION DE GINGEMBRE 75

27° RETOUR DE LA BANANE MASQUÉE 76

28° ORANGE RÊVEUSE 77

29° ROQUETTE EN PAGAILLE... 78

30° ALLIANCE POMMES ET COCO 79

31° SENTIER DE PETITS FRUITS 80

32° PAPA TANGO SMOOTHIE 81

33° SPLENDEUR TROPICALE 82

34° RAISINS BLANCS PÉTILLANTS 83

35° PETITS FRUITS DU JOUR.. 84

36° PARFUM CAPITEUX 85

37° MELON TRIOMPHANT 86

38° TROIS MOUSQUETAIRES 87

39° INVASION DE MYRTILLES 88

40° MANGUES VICTORIEUSES 89

41° SMOOTHIE AU BASILIC 90

42° RENDEZ-VOUS DES ABRICOTS 91

43° TOURBILLON DE CANTALOUP 92

44° ÉLIXIR DE POPEYE 93

45° SMOOTHIE BONNE MINE 94

SMOOTHIES POUR BÉBÉS **95**

RECETTES DE SMOOTHIES POUR BÉBÉS **98**

46. SMOOTHIE À LA MANGUE POUR BÉBÉ 99

47. SMOOTHIE AUX PÊCHES POUR BÉBÉ.......................... 99

SMOOTHIE AUX POIRES POUR BÉBÉ............................. 99

SMOOTHIE AUX FRAMBOISES POUR BÉBÉ...................... 99

SMOOTHIE AUX CAROTTES POUR BÉBÉ......................... 99

Smoothies pour bébé en santé............................... 100

VOS COMMENTAIRES **101**

MISE EN GARDE

Ce petit livre est le fruit de mon expérimentation personnelle avec les smoothies ainsi que le résultat de nombreux mois de recherches.

Je préfère vous le mentionner tout de suite, je ne suis ni nutritionniste, ni diététicienne et encore moins médecin.

Si vous n'avez pas l'habitude de consommer des fruits et des légumes en grande quantité, il est préférable de consulter votre médecin avant d'apporter des changements à votre alimentation habituelle.

Les informations présentées ici ne constituent pas un avis médical et ne devraient surtout pas se substituer à l'avis d'un professionnel de la santé.

Pour terminer, je ne vais pas vous couper l'appétit avec un aride texte de loi.

Disons tout simplement que je vous remercie d'avance de respecter mes droits d'auteur.

Toute personne contrevenant à cette clause
sera condamnée à venir laver la vaisselle
chez moi pendant un an ! ;)

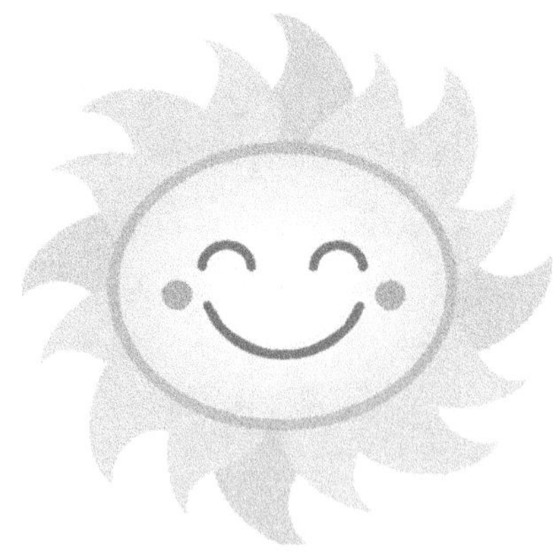

COMMENTAIRES

Découvrez les smoothies et plus si affinités !

Quand j'ai commencé à lire ce livre je me suis posé la question mais qu'est-ce qu'un smoothie exactement ? J'avais une assez vague idée. J'avais déjà dégusté des jus de fruits frais vendus dans de petites échoppes spécialisées.

Ce qui semble définir de façon spécifique un smoothie c'est la texture de cette boisson. Elle est douce, onctueuse. Elle est élaborée à partir d'un mélange de fruits et de légumes crus mixés.

Ensuite on peut y trouver du lait (d'origine animale ou végétale), du yaourt selon les recettes.

Un smoothie vert contient en plus nécessairement des légumes verts qui eux-mêmes contiennent de la chlorophylle. Cette substance joue un rôle protecteur vis à vis du cancer.

Il y a plusieurs façons d'aborder ce livre : premièrement découvrir des recettes de smoothie pour les goûter, deuxièmement en consommer pour équilibrer votre alimentation ou troisièmement en consommer à plus haute dose dans le cadre d'un régime pour vous soigner ou pour maigrir.

J'ai apprécié le partage d'expérience de l'auteur, son humour. L'intérêt nutritionnel des smoothies est expliqué de façon très simple et claire. De nombreuses recettes variées, créatives et complètes sont présentées. Les apports nutritionnels sont optimisés : en plus des vitamines et oligo-éléments contenus dans les fruits et légumes, l'auteur a complété par des apports en acides gras essentiels ces fameux « oméga » contenus dans les graines de lin ou de chia.

Nous sommes différents et n'avons pas tous les mêmes réactions face aux aliments.

Les régimes qui conviennent à l'un ne conviennent pas nécessairement à l'autre ; c'est particulièrement vrai pour les hommes et les femmes d'où l'absurdité de manger strictement la même chose quand on vit en couple ou en famille.

L'auteur a trouvé avec le régime smoothie une solution efficace pour améliorer sa santé et maigrir.

Elle nous propose d'allier le plaisir de la dégustation à la diététique. La cure de smoothie vert peut s'avérer thérapeutique si ce type d'alimentation vous convient.

Tandis que je termine de rédiger ce commentaire je sirote avec plaisir un smoothie au fenouil et vous convie à partir en quête de nouvelles saveurs grâce à ce livre, et plus si affinités...

Plume Ellagi

Mince alors !

Depuis que j'ai acheté ce livre j'ai perdu dix kilos, je vous jure... ok il n'est pas tout seul dans cet exploit, mais c'est quand même sympa de se dire que ces jolies choses ne vous font que du bien (et en plus le recueil est très sympa à lire, ce qui ne gâche rien)

Anto SASS

C'est parfait : Cinq étoiles pour Marie Bo

Vous savez pourquoi il faut absolument goûter aux smoothies de Marie Bo ?

Pour être ou redevenir mince ? Pour rester en forme ou la retrouver ?

Non. Enfin si, sans doute, le livre de Marie Bo est, aussi, plein d'infos et d'astuces pour ça.

Mais surtout parce que c'est bon ! Essayez un smoothie bien frais aux fruits pour changer du litre d'eau que vous avez bu pour résister à la chaleur ou un smoothie aux légumes mixés pour commencer le repas, vous ne quitterez plus votre mixeur !

Alain BOSC

Détox

La couverture résume bien le contenu : simples, sains, savoureux. Une mine d'idées délicieuses et rendent très vite plus légers... !

Catherine MELCHIOR SANA

Un régal

Eh oui... je me suis régalé à la lecture de ce guide qui serait plutôt presque une tranche de vie. L'auteure nous livre avec humour et la conviction de l'expérience ce qu'elle a elle-même testé.

C'est riche en goûts et en saveurs, haut en nuances et en couleurs, rafraîchissant et rassasiant. Je parle ici aussi bien du livre en lui-même que des smoothies préparés.

Pour être honnête, j'ai souvent envie de tester des solutions "santé", sans en apprécier la saveur, la difficulté de mise en oeuvre, etc... Ici, rien de tout cela, c'est aussi simple que bon, pi si au passage, je peux me faire du bien, ben allons-y gaiement, hein.

Merci à l'auteure.

Cetro

Recettes gourmandes

Un ebook à découvrir pour réapprendre à déguster des fruits et des légumes !

J'ai beaucoup aimé la partie introduction qui révèle un véritable combat contre plusieurs problèmes de santé... On sent tout de suite que cet ebook a été conçu à la suite de tests et d'élaborations personnelles !

Marie Bo ne se dit pas nutritionniste, ce qui fait que l'on peut se sentir plus proche d'elle.

Il semble donc plus facile de suivre ses idées sans qu'on se sente obligé de suivre un régime prodigué par des professionnels qui pourrait nous faire perdre toute saveurs...

Avec une pointe d'humour, on a tout de suite envie de tester les recettes que l'on peut d'ailleurs modifier à son goût :)

Morgane Pinon

Une belle découverte !

En visionnant les vidéos de *Jean-Philippe Touzeau* qui cite souvent Marie Bo, j'ai eu le plaisir de découvrir le Blog de l'auteure, qui est plein de ressources dans différents domaines et, de clic en clic, je me suis retrouvé sur la page de ce livre, et comme je suis plutôt curieux de nature, j'ai voulu en savoir davantage, car pour dire la vérité, les Smoothies (verts de surcroit !), je n'y connaissais rien !

Et je dois dire que ce fut une jolie découverte. Après avoir lu la présentation pleine de petites touches d'humour de l'auteure qui nous explique les réels bienfaits que ces préparations ont eu sur sa santé, on a vraiment envie d'enfiler le tablier et de commencer à bistouiller dans sa cuisine pour essayer les nombreuses recettes.

C'est clair, bien rédigé et ça peut réellement nous aider à faire un pas pour nous éloigner de la malbouffe.

Bibliophil

De nouvelles idées

Merci Marie-Bo !

J'ai découvert les smoothies il y a un an environ et ils font partie de mon quotidien mais j'avais tendance à faire un peu toujours la même chose !

Voilà une mine d'idée, de nouvelles accommodations...de quoi changer mes petits-dej ! En version salé, plusieurs recettes mettent l'eau à la bouche et j'ai hâte de tester tout ça ! Avec, en plus, tout un tas de conseils sympas !

Allez, je file au marché !!!

Déborah ADAM

Pour voir la vie en vert

J'aime découvrir de nouvelles façons de manger des légumes et fruits.

Dans cet ouvrage je découvre même des produits que je ne connaissais pas et leurs atouts.

Il n'est pas présenté comme un remède à quoi que cela soit mais comme une autre façon d'apporter notre quota de légumes et fruits avec des associations que je n'aurais pas envisagées.

Le petit plus, les smoothies pour bébés pour passer à l'alimentation solide en douceur nickel.

A lire et à consommer avec plaisir.

Cyril BERNARDI

Kindle intéressant, l'auteure nous fait également partager son expérience et son vécu tout en nous expliquant les effets bénéfiques des smoothies fait maison.

Un excellent conseil dans le livre: Penser à prendre les produits dans les rayons " fruits et légumes moches" que l'on trouve de plus en plus dans les super et hyper...

Ils sont bien moins chers et la qualité nutritionnelle est la même...
Ensuite nous trouverons 50 recettes qui permettent de découvrir "le monde des smoothies"

A vous de tester suivant vos gouts, et rapidement vous vous prendrez au jeu pour créer de nouvelles recettes tout en sachant ce qu'il y a dedans, ce qui n'est pas négligeable vu les scandales récents.

Le matin au petit déjeuner c'est non seulement un délice, mais un smoothie vous réveille vous permet de consommer bien plus facilement les 5 fruits et légumes conseillés pour notre santé...

Le loup

Pour la minceur et la gourmandise

Ce titre m'a mis l'eau à la bouche et je l'ai savouré avec délice. Je conseille aux personnes qui ont envie de garder la ligne et la santé !

Thérèse Marie Ben Salem

Recettes minceur et gourmandes

Super recettes de smoothies. Très bien expliquées. Pour se mettre en forme le matin ou remplacer très avantageusement un "encas" le midi. J'ai vraiment hâte de les tester et de les goûter.

Car c'est bon pour la santé, rapide et franchement ça a l'air vraiment délicieux. Avec mon mixeur pour le moment ..... je viendrai vous en dire des nouvelles !

Je l'ai déjà fait pour un ingrédient ou deux. L'idéal est d'avoir son blender .... mais c'est pour un peu plus tard !

Pacovskaia

Le bonheur des papilles

Des titres qui font sourire !
Des recettes simples !
Des ingrédients auxquels on ne penserait pas !
Un tout excellent !
BRAVO !

Martine Izquierdo

Une véritable équation de santé pour tous

Une démarche en toute humilité d'une auteure qui cherche avant tout, avec sincérité et souci de l'Autre, à faire partager sa passion des smoothies.

Bien au-delà des recettes gourmandes habituelles, c'est une invitation au mieux-être, à prendre soin de soi avec bon sens que nous proposent ces smoothies tout en les personnalisant à nos envies et à notre goût, comme nous y encourage chaudement l'auteure.

Si ne ce n'est pas déjà fait, courez vite acheter votre blender afin de tester la formule suivante : Marie-Bo solutions + (Fruits x légumes : blender) + Vitalité x smoothies = Santé au top !

La Plume d'Ys

Les ingrédients de cet ebook

Un concentré d'informations, une touche d'humour, une bonne poignée de sincérité, des a priori battus en brèche, le tout mis en forme avec clarté et pédagogie.

Un livre de recettes qui se racontent avec intelligence et enthousiasme. J'oubliais : à acheter sans modération !

Emmanuelle ALEXANE

Un concentré de bienfaits

Comment ne pas craquer lorsque l'on voit les noms de ces recettes de smoothies. L'auteur non seulement partage avec nous ses recettes, mais aussi son vécu raconté avec humour et ce qui l'a amenée a concocté ces petites merveilles de bienfaits.

Elle nous livre ses astuces et ses conseils judicieux. Un livre à toujours avoir à portée de blender ;)

Marie-Do SABATIER

Régalez-vous !

Il ne faut pas croire que ce guide "Recettes Smoothies Minceur" est un énième guide amincissant, calibré par des images photoshopées pour tromper son monde.

Non. Ce n'est pas ça et je pense que c'est la qualité première de cet eBook. Ce livre est un retour d'expériences riche et sincère. Il y parle d'alimentation saine et comment y parvenir voluptueusement avec des smoothies et quels ingrédients choisir.

Ces recettes apporteront ligne, vitalité et goût des aliments naturels.

L'auteure, avec de petites touches humoristiques, explique son parcours personnel, donne les recettes qui ont fonctionné pour elle et qui ont toutes les raisons de nous combler aussi.

Des astuces simples, aussi, pour lutter contre les pesticides, conserver naturellement nos fruits et légumes…

Et surtout, 50 recettes sucrées ou salées pour toutes les papilles !

N'hésitez pas !

eBookivore

INTRODUCTION

Les smoothies verts sont pour moi une passion et mon entourage vous dira sûrement, une obsession !

En fait, j'ai commencé à m'intéresser à l'alimentation naturelle il y a plusieurs années déjà. Pendant une longue période, j'ai souffert d'allergies diverses, pouvant souvent durer jusqu'à dix mois par année.

J'étais allergique au pollen des arbres et des fleurs, à la poussière, aux plumes, aux moisissures, à l'herbe à poux, etc. En prime, je faisais des crises de rhumatismes à chaque mois de juin, des crises tellement sévères que je devais parfois me déplacer avec une canne.

Vous dire la quantité de médicaments que j'ai "mangés" pendant toutes ces années, c'est tout simplement incroyable ! Le résultat ?

Je me suis retrouvée avec un ulcère au duodénum, qui lui, fut impossible à soigner avec les médicaments prescrits par mon médecin, parce que j'étais allergique, aussi, à cette médication. Je me réveillais le matin avec les yeux complètement boursoufflés et je ne voyais pas à deux pas devant moi.

Le médecin ne trouvant pas d'alternative, j'ai donc décidé de prendre ma santé en main. En me promenant dans une librairie, je me suis retrouvé "par hasard" devant un livre écrit par un jeune médecin Américain qui avait réussi à éliminer ses problèmes de santé en modifiant son alimentation.

Sa méthode n'avait rien de bien sophistiqué : il mangeait uniquement des légumes, des fruits, du poulet et du poisson.

Ne sachant pas ce qui provoquait ses nombreux problèmes de santé, il avait décidé tout simplement d'éviter tous les aliments susceptibles de provoquer une intolérance alimentaire, comme par exemple : les œufs, le blé, le soja, le maïs, les produits laitiers, le sucre, etc.

Dans un deuxième temps, il proposait aussi à ses lecteurs une démarche pour réintroduire ces aliments, peu à peu, au bout de quelques semaines. Je n'avais rien à perdre, sauf un ulcère.

J'ai donc essayé sa méthode pendant 21 jours. Au bout de 4 jours, les douleurs avaient déjà beaucoup diminué et après trois semaines, il n'y avait plus d'ulcère visible aux rayons X.

Le médecin n'en revenait tout simplement pas.

En plus, j'avais perdu du poids.

Super !

Attention, il s'agit ici de mon histoire personnelle.
Mon but en vous la racontant n'est pas de vous inciter à refuser des soins médicaux si vous avez un ulcère !

Par la suite, j'ai continué à m'intéresser aux effets d'une alimentation saine sur la santé et la gestion du poids.

En 2010, j'ai eu des problèmes de rétention d'eau et c'est à ce moment-là que j'ai concocté mon premier smoothie.

Cette fois-ci, j'avais découvert une solution à mon problème dans le livre d'une auteure britannique qui recommandait le mélange suivant : céleri, persil, concombre.

Tout simplement.

Vous ajoutez de l'eau et du jus de citron et passez le tout au blender.

À raison de deux verres par jour, mes chevilles et mes pieds ont désenflé, et en bonus, ma pression artérielle était redevenue acceptable au bout de la première semaine. Cette découverte m'a fait beaucoup réfléchir.

Par la suite, j'ai exploré différentes manières de préparer des smoothies et j'ai commencé à expérimenter intensivement.

En 2012, j'ai acheté le roi des blenders et c'est un investissement que je ne regrette pas.

J'aime préparer des smoothies parce qu'ils sont très nutritifs, faciles à faire et à apporter avec soi.

Un bon smoothie nous simplifie la vie et peut même nous aider à perdre du poids.

Depuis que j'en consomme régulièrement, je résiste beaucoup mieux aux grippes saisonnières, je n'ai plus d'allergies, ma vision s'est améliorée et surtout, la malbouffe ne m'attire plus.

Il m'arrive de prendre un dessert au restaurant parce qu'auparavant je considérais ça comme une "récompense".

Mais voilà, maintenant le goût de tous ces ingrédients artificiels me déçoit à chaque fois, particulièrement à cause du sucre blanc et des colorants alimentaires.

Le Mille feuilles présent dans mon souvenir semble bien meilleur que celui auquel je cède parfois.

Mes papilles se sont habituées au goût sain des fruits dans mes smoothies et je n'ai plus besoin d'exercer ma volonté pour refuser un dessert ou ne pas le terminer quand je n'ai plus faim.

Voici donc pourquoi je suis passionnée par les smoothies verts et je suis certaine que vous ne pourrez plus vous en passer vous non plus.

Bref, vous trouverez dans ce petit livre quelques astuces pour vous préparer de superbes smoothies ainsi que des suggestions de recettes.

Je dis bien "suggestions" parce que vous n'avez probablement pas les mêmes goûts que moi et vous voudrez rapidement inventer vos propres recettes selon vos envies et surtout, en fonction des aliments disponibles dans votre réfrigérateur ou chez votre épicier.

POURQUOI DES SMOOTHIES VERTS

JAMAIS SANS MON SMOOTHIE !

Compte tenu de leur richesse nutritionnelle, je vous recommande fortement de boire au moins un smoothie par jour. L'idéal, c'est de le prendre le matin.

Vous remarquerez que toutes mes recettes contiennent une source de protéines et une source d'oméga-trois, en plus des fruits et des légumes verts.

Smoothies repas

Ces smoothies peuvent donc carrément remplacer un repas. De cette manière, peu importe ce que vous aurez le temps de manger dans la journée, vous aurez ainsi absorbé un minimum de base pour fournir à votre organisme ce dont il a besoin.

Si vous prenez un smoothie pour remplacer votre jus du matin, par exemple, et que votre repas comprend déjà une source de protéine, vous pouvez omettre celle proposée dans la recette que vous avez choisie.

Par contre, conservez la source d'oméga trois qu'il s'agisse des graines de chia ou des graines de lin moulues.

Une recette de smoothie vert est extrêmement flexible et vous n'avez pas vraiment besoin de suivre mes recettes à la lettre.

Dans ce livre, les quantités sont généreuses parce que le pichet de mon blender Vitamix® possède une capacité de deux litres. De plus, en général, je mets beaucoup de liquide. Plus que ce que d'autres auteurs recommandent.

C'est une question de préférence personnelle. J'aime bien que mes smoothies soient onctueux, mais en même temps, qu'ils conservent une certaine fluidité.
Vous pouvez doser les quantités selon vos propres goûts et ceux de votre famille. C'est en expérimentant que vous allez découvrir VOS super smoothies !

Malgré mon intérêt pour une alimentation saine, je préfère quand même me simplifier la vie dans la cuisine et y passer le moins de temps possible.

Planification des smoothies

Voici la routine que j'ai adoptée. En général, je prépare une bonne quantité de smoothie avec laquelle je remplis deux grands pots de verre que je range au réfrigérateur. Je bois la moitié du premier pot pour le petit déjeuner et je garde l'autre moitié pour un en-cas.
Il m'arrive aussi d'apporter cette deuxième portion avec moi quand je vais marcher, faire des courses ou quand je vais au cinéma.

Je consomme le contenu du deuxième pot le lendemain de la même façon, réparti en deux prises.

Assurez-vous que votre smoothie contienne toujours un peu de jus de citron ou de lime, ce qui retarde l'oxydation et conserve sa fraîcheur pour le lendemain.

Faites tout votre possible pour conserver vos smoothies dans des pots de verre parce que de nombreux contenants de plastique contiennent des BPA, et même si les instances gouvernementales essaient de se faire rassurantes, il vaut mieux prévenir les dégâts.

Et puis, si les BPA sont toxiques dans les biberons, ça donne tout de même à réfléchir, n'est-ce-pas ?

Les pots de verre utilisés pour faire des conserves et des confitures ne sont pas dispendieux et font très bien l'affaire.

Certains auteurs mentionnent une durée de conservation plus longue que 48 heures, mais j'ai déjà eu de mauvaises expériences avec des smoothies qui avaient légèrement fermenté et leur effet n'était peut-être pas dangereux, mais certainement pas agréable non plus.

Je ne vous dis que ça !

DES SMOOTHIES VERTS POUR VOTRE SANTÉ

Consommer des smoothies verts est une saine habitude qui transforme déjà la vie de milliers de personnes qui se soucient de leur santé.

Quand vous dégustez un smoothie vert, vous absorbez une foule d'éléments nutritifs pendant vos repas et vos collations.

Comme les phyto-nutriments sont extraits complètement, ils sont directement absorbés par votre organisme sans causer de rétention d'eau et sans brulures d'estomac.

On dépasse ici allègrement les timides recommandations faites par les organismes de santé publique qui prônent la consommation de cinq portions et de fruits et de légumes par jour.

Cinq portions de fruits et de légumes par jour ?

Avez-vous une idée de ce que représentent cinq portions de fruits et légumes ?

• Une poignée de légumes cuits
• Une soupe aux légumes
• Un jus d'orange
• Un petit bol de compote de fruits
• Un petit bol de salade

Évidemment, c'est très insuffisant pour répondre aux besoins de notre organisme en vitamines et minéraux.

Particulièrement en chlorophylle !

Malheureusement, même si nous voulons manger plus de fruits et de légumes, il n'est pas toujours facile de les intégrer à nos repas.

Après tout, qui a le temps, et l'envie, de mastiquer une énorme salade composée d'une bonne quantité de légumes verts feuillus, même s'ils sont excellents pour nous ?

N'oublions pas non plus la quantité de vinaigrette qu'on doit ajouter à nos salades pour que ce soit plus appétissant.

Et qui dit vinaigrette, dit aussi plusieurs calories supplémentaires dont nous n'avons pas vraiment besoin.

Un concentré nutritionnel puissant

Avec un smoothie vert, votre organisme absorbe un concentré nutritionnel de grande qualité, surtout si vous le préparez avec 60% de fruits mûrs et 40% de légumes feuillus verts. Je ne vais pas approfondir ici la valeur nutritive de chaque aliment recommandé, mais en général, sachez que la plupart des fruits et des légumes sont une excellente source de vitamine A et de vitamine C.

DES SMOOTHIES VERTS POUR PERDRE DU POIDS

On nous a menti !

On nous a trompés !

On nous a complètement floués !

Bon, d'accord, je me calme...

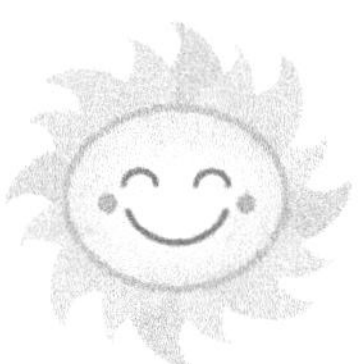

La guerre au gras

Depuis les années '70, on nous a fait croire qu'il ne faut pas manger trop gras, qu'il suffit de réduire les calories et de bouger plus pour maigrir.

Pendant ce temps-là, les aliments préparés en industrie contenaient de plus en plus de sucre, de fructose et de dextrose. Particulièrement les aliments "diététiques" étiquetés "faible teneur en gras".

Le pire de tout, c'est que le surpoids et l'obésité sont pratiquement considérés comme des tares morales.

Si telle personne est "grosse", c'est qu'elle mange mal, qu'elle mange trop, qu'elle s'empiffre en cachette, bref, qu'elle manque totalement de volonté et d'autodiscipline.

Alors les diètes et les régimes, les uns plus farfelus que les autres, se sont multipliés comme les barriques de vin aux noces de Cana. Sauf, que dans ce cas, le miracle n'a pas eu lieu !

Les statistiques démontrent très clairement à quel point les problèmes de gestion du poids ont... "grossi" dans les pays occidentaux et dans tous les autres qui ont adopté notre mode de vie.

Des privations inutiles

Les diètes et les régimes sont inefficaces, parce que le corps humain est naturellement programmé pour survivre aux famines.

Quand nous nous privons en diminuant les calories, ou les glucides, c'est selon le régime à la mode, nous commençons effectivement par maigrir.

Éventuellement, notre organisme sonne l'alarme et déclenche son arme principale : les fringales.

Alors survient la fin, temporaire ou définitive, de cette période de privations.

Nous reprenons le poids perdu avec quelques kilos en prime pour être prêt à faire face si une autre "période de disette" survenait.

À chaque nouvelle diète, notre corps se cabre de plus en plus vite.

"Tiens, une nouvelle famine s'annonce !"

Alors que se passe-t-il ? Le métabolisme ralentit.

Notre corps a pour mission de nous protéger coûte que coûte.
Et il est excellent dans ce rôle.

Il se fiche complètement que nos jeans soient trop serrés, que les diktats de la mode exigent qu'une femme soit filiforme, que notre entourage nous méprise parce que nous ne réussissons jamais à perdre nos vilains bourrelets.

Résultat ? Plus nous suivons de régimes amaigrissants, plus nous grossissons.

Le piège des aliments transformés

Mais s'il n'y avait que ça.
Il y a pire, demandez-vous ?

Oui.

J'ai nommé (rrrrrrrroulements de tambour), l'industrie agroalimentaire !

Le but de cette industrie n'est pas de nourrir le bon peuple comme les omniprésentes campagnes publicitaires veulent nous le faire croire.

Leur but premier, c'est d'accumuler des profits.

Pour accumuler des profits, il faut vendre beaucoup.

 Pour vendre beaucoup, il faut que les produits contiennent des ingrédients qui développent l'accoutumance, comme du sel, du sucre, des saveurs artificielles et des additifs exhausteurs de goût.

Les consommateurs deviennent accrocs à ces aliments dénaturés et ne peuvent plus s'en passer.

 C'est comme une drogue, c'est aussi pire que la cigarette.

Voici deux exemples.

- Avez-vous déjà essayé de manger seulement 10 chips puis de vous arrêter ? Nous avons plutôt tendance à vider le sac n'est-ce pas ?
-
- Avez-vous déjà tenté de boire un petit verre de Coca-Cola sans vous resservir ?

Ce dernier exemple est particulièrement éloquent. Saviez-vous que le Coca-Cola contient une impressionnante quantité de sel ?

Vous ne détectez pas le goût de sel tout simplement parce qu'il est dissimulé.
Dans une cannette par exemple, par l'équivalent de 7 morceaux de sucre.
Dans le cas d'une bouteille individuelle, on parle de 10 morceaux de sucre.

Mettez-vous 10 morceaux de sucre dans votre café ?
(Si c'est le cas, faites-vous rembourser ce livre ! MDR)

Sans parler de tous les ingrédients chimiques que cette boisson contient avec lesquels vous pouvez faire briller vos poignées de porte en cuivre, enlever les taches sur vos vêtements ou nettoyer la cuvette des toilettes.

Mais revenons à notre chère industrie agroalimentaire !

C'est bien beau d'attirer les clients et de les rendre accrocs à leurs produits manufacturés. Mais il faut aussi éviter les pertes.

Il est impératif de pouvoir conserver TRÈS longtemps les produits sur les étalages des commerces d'alimentation, si par malheur ils ne s'écoulent pas rapidement.

Par conséquent, tous ces aliments fabriqués de façon industrielle sont truffés non seulement de sel, de sucre, de colorants et d'additifs, ils sont aussi bourrés d'agents de conservation.

En général, ce sont toutes les appellations étranges que vous voyez sur les étiquettes, ces mots bizarres et imprononçables qui réfèrent à des ingrédients chimiques.

Quel rapport avec la gestion du poids, direz-vous ?

Le problème majeur, c'est que notre corps ne reconnaît pas ces aliments modifiés comme étant de la nourriture.

Vous êtes-vous déjà demandé pourquoi vous avez encore de l'appétit pour avaler un repas alors que vous venez de grignoter une foule d'amuse-gueules salés au moment de l'apéro ?

Pourquoi il vous arrive de vider un pot complet de crème glacée sans jamais atteindre votre niveau de satiété ?

Non, ce n'est pas parce que vous êtes obèse, glouton et sans volonté !

C'est tout simplement parce que votre organisme a besoin de ce qui l'aide à fonctionner de façon optimale : des aliments frais, naturels et débordants de phyto nutriments.

Il espère toujours qu'à la prochaine prise alimentaire vous lui fournirez le carburant dont il a réellement besoin.

Alors il déclenche encore et encore des signaux de " faim".

Cessez de vous auto-flageller et tournez-vous vers des aliments vivants et naturels, choisissez ceux que vous préférez.

Maigrir avec des smoothies

Les smoothies verts aident à perdre du poids.

Pourquoi ?

Parce qu'ils contiennent beaucoup d'eau, très peu de calories, beaucoup de fibres et qu'ils améliorent la digestion.

Leur qualité principale, à mon avis, c'est qu'ils sont extrêmement rassasiants.

Je vous recommande même de boire seulement la moitié d'un smoothie, lentement, et de déposer le reste au réfrigérateur.

Si vous avez encore faim 30 minutes plus tard, alors buvez le reste.

Voici comment j'utilise les smoothies quand j'ai quelques kilos à perdre.

Journée type

- 1 smoothie au petit déjeuner
- 1 smoothie à la pause de l'avant-midi, si j'ai faim
- 1 smoothie au déjeuner
- 1 smoothie à la pause de l'après-midi, si j'ai faim
- 1 grosse salade composée au dîner, incluant une source de protéine végétale ou non

De plus, je bois beaucoup d'eau citronnée, du thé vert et de la Yerba Maté.

PRÉPARATION DES SMOOTHIES

Même s'il n'est pas question ici de restriction calorique, j'essaie tout de même de choisir autant que possible <u>des ingrédients qui stimulent le métabolisme</u> pour favoriser la perte de poids.

Un métabolisme qui tourne à plein régime vous donne l'énergie nécessaire pour fonctionner de façon optimale et ainsi votre corps brûle plus efficacement les calories ingérées.

Certains types d'aliments stimulent plus particulièrement votre métabolisme, comme par exemple : les protéines, les bons gras, les aliments riches en fibres, les mets épicés et les aliments riches en calcium.

Voici donc la liste des principaux aliments que j'utilise dans la préparation de mes smoothies et qui ont tous, ou presque, la réputation de stimuler le métabolisme. Il s'agit bien sûr d'une sélection personnelle, loin d'être exhaustive.

Comme ce livre présente uniquement des recettes végétaliennes, je ne parlerai donc pas ici de produits laitiers.

Le <u>puissant lobby du lait</u> s'en charge de façon magistrale, donc, nul besoin d'en rajouter.

Pour ma part, je retiens deux faits :

- Le lait de vache a pour fonction de faire grossir un veau. Et aux dernières nouvelles, je ne suis pas un veau. ;)
- Aux personnes qui veulent me faire croire que je vais manquer de calcium si je ne consomme pas de produits laitiers quotidiennement, je réponds que de nombreux <u>légumes verts feuillus</u> contiennent de grandes quantités de calcium facile à assimiler.

Cependant, je n'ai pas de tabous alimentaires et je ne prône pas à tout prix le végétalisme ou le végétarisme.

En ce qui me concerne, j'ai observé qu'en consommant des aliments crus 75% du temps et d'origine végétale 90% du temps, je me porte beaucoup mieux.

Ce qui ne m'empêche pas de manger une salade de poulet de temps à autre, des frites ou même de la pizza.

Quant à vous, intégrez des smoothies verts à votre alimentation et observez comment VOUS vous sentez, et faites vos choix en conséquence.

FRUITS ET LÉGUMES

Certaines personnes m'ont fait remarquer que les fruits et les légumes frais sont dispendieux.

Quand on prend conscience qu'il serait souvent préférable de manger bio, l'aspect financier devient encore plus embêtant et peut freiner notre désir de mieux s'alimenter.

Astuces pour économiser

Voici quelques astuces pour faire face à ce problème.

1. Achetez des fruits et des légumes congelés. Leur valeur nutritive est pratiquement intacte parce qu'ils ont été surgelés immédiatement après la cueillette. Souvent, ils coûtent moins chers que les produits frais et se conservent de toute évidence bien plus longtemps.
2. Privilégiez les produits locaux et de saison aux produits importés. Vous y gagnerez au niveau du prix et de la qualité.
3. Achetez vos produits frais au marché, en fin de journée, quand les fermiers sont disposés à vous vendre leurs fruits et légumes à moindre coût.
4. Profitez de la nouvelle tendance : <u>achetez des fruits moches et des légumes moches</u>. Ils coûtent moins chers, et bien franchement, dans un smoothie ça ne se verra pas du tout.
5. Congelez vous-même tout ce que vous pouvez, ainsi vous éviterez les pertes.

Pour ma part, je congèle : céleri, chou vert frisé (kale), persil, petits oignons verts, épinards, raisins blancs et raisins rouges.

La guerre aux pesticides

L'idée d'avaler des pesticides en mangeant n'est pas très appétissante, c'est pourquoi dans la présentation de chaque recette, je vous recommande de laver fruits et légumes dans une eau additionnée d'un peu de vinaigre de cidre, s'ils ne sont pas bio.

Le vinaigre blanc peut faire très bien l'affaire aussi.

Ce n'est pas toujours facile d'acheter des produits bio s'il n'y en n'a pas près de chez soi ou si nos moyens financiers ne nous le permettent pas.

D'ailleurs, qui peut nous garantir que ce qui nous est vendu sous l'étiquette bio l'est vraiment ?

 Surtout quand il s'agit de produits importés.

J'ai donc trouvé une solution encore plus simple pour éliminer les pesticides de la surface des produits frais.

Dans un vaporisateur que vous réserverez à cet usage, mettez :

- 250 ml d'eau filtrée ou d'eau de source
- 1 CS de jus de citron
- 2 CS de bicarbonate de soude

Vaporiser ce mélange sur vos fruits et légumes, attendez 10 minutes, rincer et voilà, c'est réglé.

Un petit truc facile, économique et efficace !

*** Pour filtrer l'eau du robinet, j'utilise un pichet de marque Brita®.

Je vous présente ici une liste d'ingrédients présentés en fonction de la manière dont ils affectent le goût, la consistance ou le contenu nutritionnel des smoothies.

Donnent un goût sucré aux smoothies

- Betteraves
- Carottes
- Clémentines
- Mandarines
- Melons
- Noix de coco râpée sans sucre
- Oranges
- Petits fruits : bleuets (myrtilles), fraises, framboises, mûres
- Poires
- Pommes
- Raisins
- Stévia

Relèvent le goût des smoothies

- Ail
- Brocoli
- Canneberges
- Citron
- Curcuma
- Lime
- Pamplemousse
- Petits oignons verts
- Poivre
- Poivre de Cayenne
- Poudre d'ail
- Poudre d'oignon
- Tabasco

Se combinent facilement à d'autres aliments

- Bock Choy
- Céleri
- Concombre
- Coriandre
- Légumes feuillus verts : épinards, laitue, chou vert frisé (kale), bette à carde, roquette
- Persil
- Poivrons
- Tomate

Parfument les smoothies

- Aneth
- Basilic
- Cannelle
- Cardamome
- Chocolat noir
- Fenouil
- Gingembre
- Menthe
- Muscade
- Vanille

Rendent les smoothies onctueux

- Avocat
- Banane
- Glaçons
- Graines de chia
- Graines de lin moulu

Stimulent le métabolisme

- Chlorelle
- Graines de Chia

- Graines de lin moulu
- Huile de noix de coco
- Maca
- Spiruline
- Thé vert
- Yerba Maté

Augmentent la teneur en protéines

- Amandes
- Beurre d'amandes
- Beurre de noix
- Graines de chia
- Graines de citrouille
- Graines de tournesol
- Levure maltée
- Noix
- Poudre protéinée de chanvre
- Poudre protéinée de riz brun
- Poudre protéinée végétale (VEGA®)
- Pousses de graines germées

Augmentent la teneur en Oméga-3

- Beurre de noix
- Graines de chia
- Graines de lin
- Huile de noix
- Noix Grenoble
- Pourpier

CHOISIR LE BON BLENDER

Acheter un blender représente une dépense qui peut sembler excessive, surtout si on veut acquérir un blender de qualité supérieure.

En passant, je me demandais quel terme utiliser : Blender ? Mixeur ? Mélangeur ?

Après vérification sur le site Amazon, j'ai observé que le mot blender apparaît très souvent, c'est donc le terme que j'ai choisi d'utiliser.

Alors que faire si vous n'avez pas les moyens de vous offrir ce beau joujou ?

Un blender beau bon pas cher

1- Demandez-le en cadeau pour votre anniversaire, à Noël, ou même en cadeau de mariage.
Bon, d'accord, ne vous mariez pas juste pour recevoir un blender en cadeau. ☺
 Plutôt que de vous acheter des cadeaux individuels, les membres de votre entourage peuvent mettre leurs finances en commun pour vous permettre de réaliser cet achat.
2- Cherchez dans les ventes vide-greniers. N'oubliez pas de vérifier sur place s'il fonctionne et si le fil ainsi que la prise électrique sont en bon état.
3- Informez-vous sur les dates des soldes dans les magasins.
4- Explorez des sites de vente en ligne comme Kijiji.
5- Visitez les magasins de prêt sur gage.
6- Faites du troc avec quelqu'un qui en possède deux.
7- Mettez une annonce sur Kijiji pour proposer un échange.

Que la force soit avec mon blender !

Vous avez un bon vieux blender à qui vous avez juré fidélité ?

Il faut en prendre soin et ne pas trop le forcer. Vous ne voulez surtout pas brûler le moteur !

Il faudra donc ruser un peu pour obtenir des bons smoothies crémeux sans mixer vos mélanges trop longtemps.

1- Utilisez un moulin à café dont vous ne vous servez pas pour moudre noix et amandes.
2- Faites tremper vos noix et amandes pendant 24 heures. Voir la recette de lait végétal à la page 46.
3- Râpez les carottes, les betteraves et autres aliments du même type avant de les mettre dans le blender.
4- Coupez le céleri, les courgettes et les poivrons en petits cubes.
5- Passez vos légumes au robot culinaire avant de les mettre dans le blender.
6- Déchiquetez vos légumes feuillus verts en fines lanières avec vos ciseaux de cuisine.
7- Mixez vos aliments par petites quantités à la fois et allez-y généreusement avec le liquide.

Le roi des blenders

Évidemment, j'ai mentionné le Vitamix® parce que c'est celui que je possède.

Il n'y a rien à son épreuve ! Son seul défaut, c'est d'être encombrant quand on ne dispose pas d'une cuisine de taille normale.

Petite recommandation : lavez votre Vitamix® immédiatement après vous en être servi, sinon les aliments collent et sont difficiles à déloger, même si vous le faites tremper. Dans la même catégorie, l'Omniblend® et le Blendtech® semblent avoir une excellente réputation.

Dernièrement, je me suis aussi procuré un mélangeur Nutri Bullet® RX, très puissant et très compact.

Comme j'ai une minuscule cuisine, on se croirait dans un camping-car ou sur un voilier, cet appareil me simplifie la vie quand j'ai envie d'un petit smoothie vite fait comme par exemple le Papa Tango Smoothie.

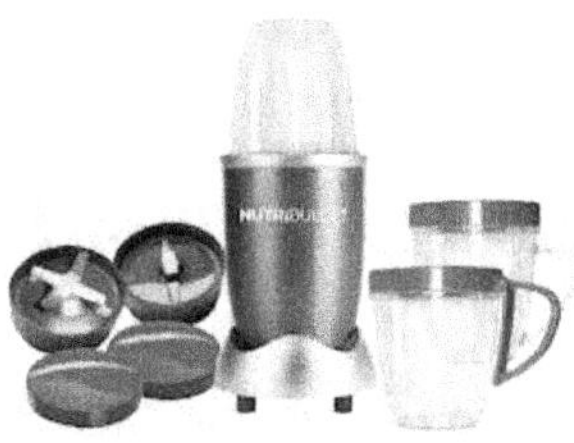

Ses grandes qualités : le contenant de ce petit blender se transforme en tasse, donc, moins de vaisselle à laver.

Puis il se nettoie comme un charme, en deux temps trois mouvements.

Je vais vous avouer deux choses : je me demandais vraiment comment aborder cette section.

Je vis au Québec et nous n'avons pas du tout la même façon de mesurer les ingrédients quand nous cuisinons.

Quand j'ai commencé ce livre, j'avais envie de simplement énumérer ingrédients essentiels à chacune des recettes et de vous dire : mixez le tout dans votre blender.

Puis, j'ai ensuite songé que plusieurs personnes apprécient des instructions plus détaillées.

Alors pour vous qui vivez en France ou dans la francophonie européenne, sachez que pour choisir les unités de mesure, je me suis inspirée du site : http://www.cuisinealafrancaise.com/fr/pages/view/2/poids-et-mesures

Mon deuxième aveu ? Je ne mesure pas vraiment. Je prépare des smoothies depuis tellement longtemps maintenant que j'y vais plutôt à l'œil. Je connais en gros la quantité de graines de chia qui correspond à deux CS.

Je n'aime pas me compliquer la vie, alors je ne sors pas mes instruments à mesurer inutilement. Mon unité de mesure, c'est le contenu de ma main : une poignée.

Par exemple, une poignée de framboises congelées et deux poignées d'épinards déchiquetés sont pour moi des points de repère suffisants.

J'ajoute aussi du liquide sans mesurer, seulement en fonction de la consistance du smoothie. Vous verrez à l'usage, vous adopterez probablement aussi cette manière de faire. C'est simple et rapide.

PRÉPARER DU LAIT VÉGÉTAL

Le lait végétal enrichit la composition de vos smoothies mais ceux vendus dans le commerce peuvent devenir dispendieux à la longue. Voici une façon toute simple de préparer du lait végétal à la maison, ce qui vous permet de contrôler la qualité des ingrédients.

En effet, le lait végétal vendu dans le commerce contient souvent du sucre, du sel, des huiles végétales de basse qualité sans oublier des additifs chimiques pour augmenter la durée de vie du produit sur les étalages des commerces d'alimentation.

Pour préparer votre propre lait végétal, vous pouvez utiliser des noisettes, des amandes ou des noix Grenoble, par exemple.

C'est comme il vous plaira !

Allons-y donc cette fois-ci pour du lait de noisettes.

En passant, sachez que les noix sont excellentes pour augmenter la longévité.

Ingrédients

- 1 litre d'eau filtrée, ou même un peu plus
- 1 bol de noisettes
- 3 à 5 dattes ou de la stévia

Préparation

1. Faire tremper les noisettes dans un grand récipient contenant de l'eau filtrée.
2. Déposer au réfrigérateur pour au moins toute une nuit, et encore mieux, pendant 24 heures.
3. Recouvrir le récipient avec un linge propre.

4. Faire tremper les dattes pendant le même temps, en les recouvrant d'eau complètement.
5. Au moment de préparer votre lait végétal, rincer les noisettes avec de l'eau fraîche et vider l'eau des dattes.
6. Mettre les noisettes dans le blender avec 1 litre d'eau filtrée et mixer.
7. Ajouter les dattes et mixer encore jusqu'à l'obtention d'un mélange bien homogène.
8. Filtrer avec une passoire fine.

Remarques

Attention, si votre blender n'est pas très puissant, ajoutez vos noisettes par petites quantités à la fois.

Ménagez le moteur de votre blender !

*** Ce lait végétal se conserve au frigo pendant une semaine.

CONGÉLATION DE VOS PRODUITS FRAIS

Les fruits et les légumes frais sont parfois difficiles à conserver alors il m'arrive souvent de les congeler pour éviter le gaspillage.

Ça me simplifie aussi la vie, car rien de plus facile que de plonger la main dans un sachet et de piger une poignée d'épinards ou deux poignées de raisons rouges sans avoir aucune préparation à faire.

Trop drôle !

J'ai souvent lu sur différents sites que pour congeler un fruit, il faut couper un aliment en morceaux, étaler ces morceaux sur une plaque à biscuits et déposer le tout au congélateur pour quelques heures avant de les mettre dans un sachet de plastique par la suite.

Avec tout ce qui s'entasse déjà dans mon congélateur, je ne vois vraiment pas comment il me serait possible de jucher une plaque à biscuits quelque part là-dedans. Et je pense que la plupart des gens sont dans mon cas.

Astuce congélation express

Voici donc un autre truc pour vous simplifier la vie au royaume des smoothies.

Nettoyez vos fruits et vos légumes, rincer soigneusement, puis, enlever le plus d'eau possible. Utilisez votre essoreuse à salade ou encore, épongez avec un linge propre ou des essuie-tout.

Dépendant du type de légumes, découpez en petits morceaux, comme par exemple, le céleri, les petits oignons verts et les poivrons.

En ce qui concerne les légumes verts feuillus, le persil et l'aneth, déchiquetez-les finement avec vos mains ou des ciseaux de cuisine.

Mettez-les dans un sachet de plastique de 28 cm par 28 cm.

Pressez fortement sur le sachet pour retirer l'air au maximum, puis, scellez et mettez au congélateur.

Deux ou trois fois pendant les heures qui suivent, sortez le sachet quelques instants et manipulez-le de façon à ce que les morceaux de légumes ne collent pas ensemble.

Simple et efficace ! Voilà ma devise !

L'avantage de disposer de tous ces légumes préparés d'avance, c'est qu'ils peuvent aussi servir de base à une soupe ou à toute autre recette qui requiert de la cuisson.

Pour vous assurer de leur qualité, évitez de les conserver plus de trois mois.

RECETTES

Répétitions incontournables

Certaines instructions se répètent à chacune des recettes.

Le lecteur ne pensera pas nécessairement à retourner consulter les recommandations au début du livre à chaque fois qu'il veut réaliser une recette.

Désolée si ces répétitions vous agacent, somme toutel, elles peuvent être utiles.

Smoothies salés ?

À la grande surprise de mes amies, je prépare souvent des smoothies salés, pour la simple raison que j'adore ça.

J'aime le goût de l'ail, du curcuma et aussi, du Tabasco.

Bien des gens apprécient les potages froids en été, comme la vichyssoise ou le gaspacho.

Au fond, un smoothie salé, c'est un peu comme un potage glacé, mais en plus dilué.

C'est pourquoi je commence par vous présenter dix recettes de smoothies salés que j'ai préparés à plusieurs reprises.

SMOOTHIES SALÉS

1° COUSIN GASPACHO

Ingrédients

- 4 tomates bien mûres
- 2 tranches d'oignon rouge
- 1 poivron vert
- 1 concombre
- 2 petits oignons verts ou 1 cc de poudre d'oignon
- 1 gousse d'ail ou 1 CS de poudre d'ail
- 1 jus de citron
- 1 cc de basilic séché
- 2 CS de vinaigre de cidre
- 15 ml d'huile de noix de coco
- 1 poignée de persil
- 1 portion de poudre protéinée nature végétalienne
- 1 ou 2 CS de graines de chia ou de graines de lin
- 125 à 250 ml de bouillon de légumes glacé

Préparation

1. Laver les tomates, le poivron, le persil et les petits oignons verts. S'ils ne sont pas bio, ajouter un peu de vinaigre de cidre dans l'eau de rinçage pour éliminer les pesticides.
2. Déchiqueter le persil.
3. Éplucher le concombre et couper grossièrement.
4. Mettre tous les ingrédients dans le blender et mixer jusqu'à obtenir une consistance lisse.
5. Si votre blender n'est pas très puissant, mixer de petites quantités à la fois et terminer par le persil.

*** Ce smoothie se conserve pendant 24 heures au frigo dans un pot en verre fermé hermétiquement.

2° JAMAIS SANS MON ASPERGE

Ingrédients

- 2 bols d'asperges vertes congelées
- 1 courgette
- 1 avocat
- 2 CS de ciboulette hachée
- 3 CS de levure maltée
- 2 CS de jus de citron
- 2 CS d'huile d'olive
- 1 portion de poudre protéinée nature végétalienne
- 1 ou 2 CS de graines de chia ou de graines de lin
- 250 ml de bouillon de légumes glacé

Préparation

1. Casser les asperges en morceaux. En utilisant des asperges congelées, votre mélange sera plus onctueux.
2. Laver la courgette. Si elle n'est pas bio, ajouter un peu de vinaigre de cidre dans l'eau de rinçage pour éliminer les pesticides.
3. Éplucher la courgette et la couper en morceaux.
4. Couper l'avocat en deux, dénoyauter et retirer la chair.
5. Presser le citron.
6. Mettre tous les ingrédients dans le blender et mixer jusqu'à obtenir une consistance lisse.
7. Si votre blender n'est pas très puissant, mixer de petites quantités à la fois.

*** Ce smoothie se conserve pendant 24 heures au frigo dans un pot en verre fermé hermétiquement.

3° CAROTTE JOYEUSE

Ingrédients

- 1 grosse tomate
- 1 avocat
- 1 poivron rouge
- 2 bols de morceaux de carottes
- 1 bol de céleri coupé en dés
- 1 jus de lime
- 1 CS de gingembre frais haché ou 1 CS de gingembre en poudre
- 1 pincée de poivre noir
- 1 portion de poudre protéinée nature végétalienne
- 1 ou 2 CS de graines de chia ou de graines de lin
- 500 ml de bouillon de légumes glacé

Préparation

1. Laver la tomate, le poivron, les carottes et le céleri. S'ils ne sont pas bio, ajouter un peu de vinaigre de cidre dans l'eau de rinçage pour éliminer les pesticides.
2. Couper les carottes, le poivron et le céleri en morceaux.
3. Hacher le gingembre.
4. Presser la lime.
5. Couper l'avocat en deux, dénoyauter et retirer la chair.
6. Mettre tous les ingrédients dans le blender et mixer jusqu'à obtenir une consistance lisse.
7. Si votre blender n'est pas très puissant, mixer de petites quantités à la fois et terminer par les carottes.

*** Ce smoothie se conserve pendant 24 heures au frigo dans un pot en verre fermé hermétiquement.

4° CONCOMBRE MASQUÉ

Ingrédients

- 1 grosse tomate
- 1 concombre
- 1 bol de chou vert frisé (kale)
- 1 bol de morceaux de céleri
- 2 CS de petits oignons verts hachés ou 1 CS de poudre d'oignon
- 1 gousse d'ail ou 1 CS de poudre d'ail
- 2 CS d'aneth séché
- 15 ml d'huile de noix de coco
- 1 CS de graines de chia
- 1 portion de poudre protéinée nature végétalienne
- 500 ml de thé vert glacé

Préparation

1. Laver la tomate, le céleri et les feuilles de kale.
2. Couper la tomate et le céleri en morceaux.
3. Retirer bien la tige au centre des feuilles de kale et déchiqueter les feuilles
4. Éplucher le concombre et couper grossièrement.
5. Mettre tous les ingrédients dans le blender et mixer jusqu'à obtenir une consistance lisse.
6. Si votre blender n'est pas très puissant, mixer de petites quantités à la fois et terminer par le kale.

*** Ce smoothie se conserve pendant 24 heures au frigo dans un pot en verre fermé hermétiquement.

5° COCKTAIL AMINCISSANT

Ingrédients

- 1 botte de persil
- 2 bols de morceaux de céleri
- 1 concombre
- 1 jus de citron
- 2 petits oignons verts ou 1 cc de poudre d'oignon
- 2 gousses d'ail frais
- 1 CS d'huile de noix de coco
- 2 CS de graines de chia ou de graines de lin
- 1 portion de poudre protéinée nature végétalienne
- 500 ml de liquide au choix : eau filtrée, bouillon de légumes glacé, eau de coco, thé vert glacé, tisane de fenouil glacé

Préparation

1. Laver le céleri, le persil et les petits oignons verts. S'ils ne sont pas bio, ajouter un peu de vinaigre de cidre dans l'eau de rinçage pour éliminer les pesticides.
2. Couper grossièrement.
3. Éplucher le concombre et couper grossièrement.
4. Presser le citron.
5. Éplucher les gousses d'ail.
6. Mettre tous les ingrédients dans le blender et mixer jusqu'à obtenir une consistance lisse.
7. Si votre blender n'est pas très puissant, mixer de petites quantités à la fois et terminer par le persil.

*** Ce smoothie se conserve pendant 24 heures au frigo dans un pot en verre fermé hermétiquement.

6° DÉLICE AU CÉLERI

Ingrédients

- 1 concombre
- 2 bols de céleri
- 1 avocat
- 1 CS de poudre d'oignon
- 1 bouquet de menthe
- 1 jus de citron
- 15 ml d'huile de noix de coco
- 1 portion de poudre protéinée nature végétalienne
- 1 ou 2 CS de graines de chia ou de graines de lin
- 250 ml d'eau de noix de coco

Préparation

1. Laver le céleri et la menthe. S'ils ne sont pas bio, ajouter un peu de vinaigre de cidre dans l'eau de rinçage pour éliminer les pesticides.
2. Éplucher le concombre et couper grossièrement
3. Couper l'avocat en deux, dénoyauter et retirer la chair.
4. Mettre tous les ingrédients dans le blender et mixer jusqu'à obtenir une consistance lisse.
5. Si votre blender n'est pas très puissant, mixer de petites quantités à la fois et terminer par la menthe.

*** Ce smoothie se conserve pendant 24 heures au frigo dans un pot en verre fermé hermétiquement.

7° MERVEILLEUX FENOUIL

Ingrédients

- 1 bulbe de fenouil
- 2 grosses tomates rouges
- 2 grosses branches de céleri
- 2 petits oignons verts ou 1 CS de poudre d'oignon
- 1 gousse d'ail ou 1 cc d'ail en poudre
- 1 jus de citron
- 15 ml d'huile de noix de coco
- 1 cc de poudre de curcuma
- 1 cc de poivre noir
- 1 petite poignée de noix Grenoble
- 500 ml de liquide au choix : eau filtrée, bouillon glacé, eau de coco, thé vert glacé, thé de gingembre glacé, tisane glacée

Préparation

1. Faire tremper les noix la veille.
2. Laver le fenouil, les tomates, le céleri et les oignons verts. S'ils ne sont pas bio, ajouter un peu de vinaigre de cidre dans l'eau de rinçage pour éliminer les pesticides.
3. Couper ces légumes en morceaux. Couper le fenouil en morceaux assez petits, compte tenu de sa consistance.
4. Mettre tous les ingrédients dans le blender et mixer jusqu'à obtenir une consistance lisse.
5. Si votre blender n'est pas très puissant, mixer de petites quantités à la fois et terminer par le fenouil.

*** Ce smoothie se conserve pendant 24 heures au frigo dans un pot en verre fermé hermétiquement.

8° CHOU D'UN JOUR

Ingrédients

- 1 bol de feuilles de chou frisé vert (kale)
- 1 avocat
- 1 concombre
- 2 branches de céleri
- 1 poignée de pousses de luzerne germée
- jus de 2 limes
- 4 gousses d'ail
- 15 ml d'huile de noix de coco
- 1 CS de poudre d'oignon
- 1 portion de poudre protéinée nature végétalienne
- 500 ml de thé vert glacé ou tisane de fenouil glacée

Préparation

1. Laver le céleri et les feuilles de kale. S'ils ne sont pas bio, ajouter un peu de vinaigre de cidre dans l'eau de rinçage pour éliminer les pesticides.
2. Retirer bien la tige au centre des feuilles de kale et déchiqueter les feuilles.
3. Couper l'avocat en deux, dénoyauter et retirer la chair.
4. Éplucher le concombre et couper grossièrement.
5. Presser le jus des limes.
6. Mettre tous les ingrédients dans le blender et mixer jusqu'à obtenir une consistance lisse.
7. Si votre blender n'est pas très puissant, mixer de petites quantités à la fois et terminer par le kale.

*** Ce smoothie se conserve pendant 24 heures au frigo dans un pot en verre fermé hermétiquement.

9° LÉGUMES AU SOMMET

Ingrédients

- 1 bol de fleurets de brocoli
- 1 grosse carotte
- 1 poivron vert
- 1 concombre
- 2 petits oignons verts ou 1 cc de poudre d'oignon
- 2 gousses d'ail ou 1 cc de poudre d'ail
- 1 cc de poudre de curcuma
- 1 cc de poivre noir
- 15 ml d'huile de noix de coco
- 1 bonne poignée de graines de tournesol
- 1 ou 2 CS de graines de chia ou de graines de lin
- 500 ml de liquide au choix : eau filtrée, bouillon de légumes glacé, eau de coco, thé vert glacé, thé de gingembre glacé, tisane de fenouil glacée, lait d'amande, lait de riz, lait de coco

Préparation

1. Laver tous les légumes. S'ils ne sont pas bio, ajouter un peu de vinaigre de cidre dans l'eau de rinçage pour éliminer les pesticides.
2. Éplucher le concombre et couper grossièrement.
3. Couper les autres légumes en petits morceaux, particulièrement la carotte et le brocoli.
4. Mettre tous les ingrédients dans le blender et mixer jusqu'à obtenir une consistance lisse.
5. Si votre blender n'est pas très puissant, mixer de petites quantités à la fois et terminer par le brocoli, puis, les graines de tournesol.

*** Ce smoothie se conserve pendant 24 heures au frigo dans un pot en verre fermé hermétiquement.

10° VERDURE ÉNERGISANTE

Ingrédients

- 1 bol de laitue romaine
- 1 bol de bébés épinards
- 1 bol de céleri congelé en petits morceaux
- 4 tiges d'asperges congelées
- 3 gousses d'ail
- 1 jus de citron
- 1 CS de chlorelle
- 1 CS de poudre d'oignon
- 2 CS de graines de chia ou de graines de lin
- 15 ml d'huile de noix de coco
- 1 portion de poudre protéinée nature végétalienne
- 500 ml de bouillon de légumes glacé

Préparation

1. Laver et déchiqueter la laitue et les épinards. S'ils ne sont pas bio, ajouter un peu de vinaigre de cidre dans l'eau de rinçage pour éliminer les pesticides.
2. Casser les tiges d'asperge en morceaux.
3. Éplucher les gousses d'ail.
4. Presser le citron.
5. Mettre tous les ingrédients dans le blender et mixer jusqu'à obtenir une consistance lisse.
6. Si votre blender n'est pas très puissant, mixer de petites quantités à la fois et terminer par les feuillus.

*** Ce smoothie se conserve pendant 24 heures au frigo dans un pot en verre fermé hermétiquement.

SMOOTHIES FRUITÉS

11° ANANAS EN FÊTE

Ingrédients

- 2 bols de morceaux d'ananas frais, ou congelés, sans sucre
- 1 banane
- 2 bols de légumes verts feuillus
- 1 ou 2 CS de graines de chia ou de graines de lin
- Stévia au goût (optionnel)
- 15 ml d'huile de noix de coco
- 1 portion de poudre protéinée à la vanille sans sucre
- 250 ml à 500 ml de liquide au choix : eau filtrée, eau de coco, thé vert glacé, thé de gingembre glacé, tisane de fenouil glacée, yerba maté glacée, lait d'amande, lait de riz, lait de coco

Préparation

1. Couper vos morceaux d'ananas s'il y a lieu.
2. Éplucher la banane et couper grossièrement.
3. Laver et déchiqueter vos légumes feuillus. S'ils ne sont pas bio, ajouter un peu de vinaigre de cidre dans l'eau de rinçage pour éliminer les pesticides.
4. Mettre tous les ingrédients dans le blender et mixer jusqu'à obtenir une consistance lisse.
5. Si votre blender n'est pas très puissant, mixer de petites quantités à la fois et terminer par les légumes feuillus.

*** Ce smoothie se conserve pendant 24 heures au frigo dans un pot en verre fermé hermétiquement.

12° SMOOTHIE DOUCEUR

Ingrédients

- 2 pommes
- 2 bananes
- 1 avocat
- 1 jus de citron
- quelques gouttes d'arôme de banane
- 1 ou 2 CS de graines de chia ou de graines de lin
- Stévia au goût (optionnel)
- 2 bols de légumes verts feuillus
- 250 ml à 500 ml de liquide au choix : eau filtrée, eau de coco, thé vert glacé, thé de gingembre glacé, yerba maté glacée

Préparation

1. Laver les pommes et les légumes verts feuillus. S'ils ne sont pas bio, ajouter un peu de vinaigre de cidre dans l'eau de rinçage pour éliminer les pesticides.
2. Couper les pommes en quartiers et enlever les cœurs et les pépins.
3. Couper l'avocat en deux, dénoyauter et retirer la chair.
4. Éplucher les bananes et couper grossièrement.
5. Presser le citron.
6. Déchiqueter les légumes verts feuillus.
7. Mettre tous les ingrédients dans le blender et mixer jusqu'à obtenir une consistance lisse.
8. Si votre blender n'est pas très puissant, mixer de petites quantités à la fois et terminer par les légumes feuillus.

*** Ce smoothie se conserve pendant 24 heures au frigo dans un pot en verre fermé hermétiquement.

13° AVOCAT SANS PEUR ET SANS REPROCHE

Ingrédients

- 1 bol d'ananas congelé en morceaux
- 1 poire
- 1 avocat
- 1 jus de citron
- 1 ou 2 CS de graines de chia ou de graines de lin
- Stévia au goût (optionnel)
- 2 bols de légumes feuillus verts
- 1 portion de poudre protéinée à l'orange, sans sucre
- 250 ml à 500 ml de liquide au choix : eau filtrée, eau de coco, thé vert glacé, thé de gingembre glacé, tisane de fenouil glacée, yerba maté glacée, lait d'amande, lait de riz, lait de coco

Préparation

1. Laver la poire et les légumes feuillus. S'ils ne sont pas bio, ajouter un peu de vinaigre de cidre dans l'eau de rinçage pour éliminer les pesticides.
2. Couper la poire en quartiers et retirer le cœur et les pépins.
3. Couper l'avocat en deux, dénoyauter et retirer la chair.
4. Presser le citron.
5. Mettre tous les ingrédients dans le blender et mixer jusqu'à obtenir une consistance lisse.
6. Si votre blender n'est pas très puissant, mixer de petites quantités à la fois et terminer par les légumes feuillus.

*** Ce smoothie se conserve pendant 24 heures au frigo dans un pot en verre fermé hermétiquement.

14° CHOUCHOU À LA VANILLE

Ingrédients

- 2 CS de pacanes hachées finement
- 2 grosses dattes dénoyautées
- 2 CS de pépites de chocolat noir
- 1 poire
- 1 bol de morceaux de banane congelée
- 1 bol d'épinards
- 15 ml d'huile de noix de coco
- 1 portion de poudre protéinée vanillée sans sucre
- 5 ml d'arôme de vanille
- 1 ou 2 CS de graines de chia ou de graines de lin
- Stévia au goût (optionnel)
- 500 ml de liquide au choix : lait d'amande, lait de riz, lait de coco

Préparation

1. Laver la poire et les épinards. S'ils ne sont pas bio, ajouter un peu de vinaigre de cidre dans l'eau de rinçage pour éliminer les pesticides.
2. Couper la poire en quartiers et retirer le cœur et les pépins.
3. Dénoyauter les dattes.
4. Hacher les pacanes.
5. Mettre tous les ingrédients dans le blender et mixer jusqu'à obtenir une consistance lisse.
6. Si votre blender n'est pas très puissant, mixer de petites quantités à la fois et terminer par les épinards.

*** Ce smoothie se conserve pendant 24 heures au frigo dans un pot en verre fermé hermétiquement.

15° CLÉMENTINES DU MATIN

Ingrédients

- 3 clémentines
- 1 bol de myrtilles
- 2 bols de céleri congelé coupé en dés
- 1 portion de poudre protéinée vanillée sans sucre
- 1 cc d'arôme de vanille
- 15 ml d'huile de noix de coco
- 1 ou 2 CS de graines de chia ou de graines de lin
- 1 cc de poudre de maca
- 500 ml de lait de noix de coco

Préparation

1. Laver les myrtilles. Si elles ne sont pas bio, ajouter un peu de vinaigre de cidre dans l'eau de rinçage pour éliminer les pesticides.
2. Peler les clémentines et les séparer en quartiers.
3. Mettre tous les ingrédients dans le blender et mixer jusqu'à obtenir une consistance lisse.
4. Si votre blender n'est pas très puissant, mixer de petites quantités à la fois et terminer par le céleri.

*** Ce smoothie se conserve pendant 24 heures au frigo dans un pot en verre fermé hermétiquement.

16° CHOCOLAT EN FOLIE

Ingrédients

- 2 bols de cerises
- 2 bananes
- 1 bol de fraises congelées
- 1 bol de laitue
- 5 ml d'arôme de vanille
- 1 cc de cannelle
- 3 CS de poudre de cacao sans sucre
- 1 ou 2 CS de graines de chia ou de graines de lin
- 15 ml d'huile de noix de coco
- 1 portion de poudre protéinée au chocolat sans sucre
- 500 ml de liquide au choix : lait d'amande, lait de riz, lait de coco

Préparation

1. Laver les cerises et la laitue. Si elles ne sont pas bio, ajouter un peu de vinaigre de cidre dans l'eau de rinçage pour éliminer les pesticides.
2. Enlever les queues et les noyaux des cerises.
3. Déchiqueter la laitue.
4. Éplucher les bananes et couper grossièrement.
5. Mettre tous les ingrédients dans le blender et mixer jusqu'à obtenir une consistance lisse.
6. Si votre blender n'est pas très puissant, mixer de petites quantités à la fois et terminer par la laitue.

*** Ce smoothie se conserve pendant 24 heures au frigo dans un pot en verre fermé hermétiquement.

17° MYSTÈRE DE LA CORIANDRE

Ingrédients

- 1 bol d'ananas congelé en morceaux
- 1 bol de cubes de mangue
- 1 avocat
- 1 jus de lime
- 1 bol de coriandre
- 1 bol d'épinards hachés
- 15 ml d'huile de noix de coco
- 1 ou 2 CS de graines de chia ou de graines de lin
- 1 portion de poudre protéinée nature végétalienne
- 500 ml de liquide au choix : lait d'amande, lait de riz ou lait de coco

Préparation

1. Laver les épinards et la coriandre. S'ils ne sont pas bio, ajouter un peu de vinaigre de cidre dans l'eau de rinçage pour éliminer les pesticides.
2. Déchiqueter les épinards et la coriandre.
3. Peler la mangue et couper en cubes.
4. Presser la lime.
5. Couper l'avocat en deux, dénoyauter et retirer la chair.
6. Mettre tous les ingrédients dans le blender et mixer jusqu'à obtenir une consistance lisse.
7. Si votre blender n'est pas très puissant, mixer de petites quantités à la fois et terminer par les épinards et la coriandre.

*** Ce smoothie se conserve pendant 24 heures au frigo dans un pot en verre fermé hermétiquement.

18° RAISINS ROUGES DÉLICIEUX

Ingrédients

- 2 bols de raisins rouges congelés
- 1 banane
- 1 avocat
- 1 jus de citron
- 1 CS de gingembre frais haché finement ou 1 cc de gingembre en poudre
- 1 ou 2 CS de graines de chia ou de graines de lin
- 15 ml d'huile de noix de coco
- Stévia au goût (optionnel)
- 2 bols de légumes verts feuillus
- 1 poignée d'amandes préalablement trempées
- 500 ml de liquide au choix : eau filtrée, eau de coco, thé vert glacé, thé de gingembre glacé, tisane de fenouil glacée, yerba maté glacée, lait d'amande, lait de riz, lait de coco

Préparation

1. Faire tremper les amandes la veille.
2. Peler la banane et couper grossièrement.
3. Laver les légumes verts feuillus. S'ils ne sont pas bio, ajouter un peu de vinaigre de cidre dans l'eau de rinçage pour éliminer les pesticides.
4. Couper l'avocat en deux, dénoyauter et retirer la chair.
5. Presser le citron.
6. Mettre tous les ingrédients dans le blender et mixer jusqu'à obtenir une consistance lisse.
7. Si votre blender n'est pas très puissant, mixer de petites quantités à la fois et terminer par les légumes feuillus.

*** Ce smoothie se conserve pendant 24 heures au frigo dans un pot en verre fermé hermétiquement.

19° DIVIN CHOCOLAT

Ingrédients

- 1 banane
- 1 bol de raisins rouges congelés
- 6 noix du Brésil
- 2 grosses dattes dénoyautées
- 2 CS de cacao
- 2 CS de pépites de chocolat noir
- 1 ou 2 CS de graines de chia ou de graines de lin
- Stévia au goût (optionnel)
- 15 ml d'huile de noix de coco
- 1 bol de chou vert frisé (kale)
- 500 ml de liquide au choix : eau filtrée, eau de coco, thé vert glacé, thé de gingembre glacé, yerba maté glacée, lait d'amande, lait de riz, lait de coco

Préparation

1. Peler la banane et couper grossièrement.
2. Laver le kale et rincer abondamment. S'il n'est pas bio, ajouter un peu de vinaigre de cidre dans l'eau de rinçage pour éliminer les pesticides.
3. Déchiqueter le kale en petits morceaux.
4. Hacher les noix du Brésil et les dattes finement.
5. Mettre tous les ingrédients dans le blender et mixer jusqu'à obtenir une consistance lisse.
6. Si votre blender n'est pas très puissant, mixer de petites quantités à la fois et terminer par le kale.

*** Ce smoothie se conserve pendant 24 heures au frigo dans un pot en verre fermé hermétiquement.

20° FLAMANT ROSE

Ingrédients

- 2 bols de framboises congelées
- 1 banane
- 1 bol de fraises congelées
- 1 CS de gingembre frais haché finement ou 1 cc de gingembre en poudre
- 1 ou 2 CS de graines de chia ou de graines de lin
- Stévia au goût (optionnel)
- 15 ml d'huile de noix de coco
- 1 bol de légumes verts feuillus
- 1 portion de poudre protéinée aux petits fruits sans sucre
- 500 ml de liquide au choix : eau filtrée, eau de coco, thé vert glacé, thé de gingembre glacé, tisane de fenouil glacée, yerba maté glacée, lait d'amande, lait de riz, lait de coco

Préparation

1. Peler la banane et couper grossièrement.
2. Laver les légumes verts feuillus. S'ils ne sont pas bio, ajouter un peu de vinaigre de cidre dans l'eau de rinçage pour éliminer les pesticides.
3. Déchiqueter les légumes verts feuillus.
4. Mettre tous les ingrédients dans le blender et mixer jusqu'à obtenir une consistance lisse.
5. Si votre blender n'est pas très puissant, mixer de petites quantités à la fois et terminer par les légumes feuillus.

*** Ce smoothie se conserve pendant 24 heures au frigo dans un pot en verre fermé hermétiquement.

21° MENTHE ROYALE

Ingrédients

- 1 bol d'épinards finement hachés
- 1 bol de morceaux de banane congelée
- 2 CS de noix d'acajou crues finement hachées
- 2 CS de feuilles de menthe hachées finement ou 5 ml d'arôme de menthe
- 2 CS de pépites de chocolat noir
- 1 ou 2 CS de graines de chia ou de graines de lin
- Stévia au goût (optionnel)
- 15 ml d'huile de noix de coco
- 1 portion de poudre protéinée au chocolat sans sucre
- 250 ml à 500 ml de liquide au choix : eau filtrée, eau de coco, thé vert glacé, thé de gingembre glacé, lait d'amande, lait de riz, lait de coco

Préparation

1. Laver les épinards. S'ils ne sont pas bio, ajouter un peu de vinaigre de cidre dans l'eau de rinçage pour éliminer les pesticides.
2. Mettre tous les ingrédients dans le blender et mixer jusqu'à obtenir une consistance lisse.
3. Si votre blender n'est pas très puissant, mixer de petites quantités à la fois et terminer par les morceaux de banane congelée.

*** Ce smoothie se conserve pendant 24 heures au frigo dans un pot en verre fermé hermétiquement.

22° PAPAYE ENCHANTÉE

Ingrédients

- 2 bols de morceaux de papaye congelée
- 2 oranges épluchées
- 1 ou 2 CS de graines de chia ou de graines de lin
- Stévia au goût (optionnel)
- 2 bols de légumes verts feuillus
- 1 portion de poudre protéinée à l'orange sans sucre
- 1 ou 2 CS de graines de chia ou de graines de lin
- 15 ml d'huile de noix de coco
- 250 ml à 500 ml de liquide au choix : eau filtrée, eau de coco, thé vert glacé, thé de gingembre glacé, yerba maté glacée, lait d'amande, lait de riz, lait de coco

Préparation

1. Laver les légumes verts feuillus. S'ils ne sont pas bio, ajouter un peu de vinaigre de cidre dans l'eau de rinçage pour éliminer les pesticides.
2. Peler les oranges et retirer les pépins.
3. Déchiqueter les légumes feuillus.
4. Mettre tous les ingrédients dans le blender et mixer jusqu'à obtenir une consistance lisse.
5. Si votre blender n'est pas très puissant, mixer de petites quantités à la fois et terminer par les légumes feuillus.

*** Ce smoothie se conserve pendant 24 heures au frigo dans un pot en verre fermé hermétiquement.

23° POIRES PARFUMÉES

Ingrédients

- 2 poires
- 2 bols de morceaux d'ananas congelé
- 1 banane
- 1 cc d'arôme d'ananas
- 1 ou 2 CS de graines de chia ou de graines de lin
- Stévia au goût (optionnel)
- 2 bols de légumes verts feuillus
- 1 portion de poudre protéinée nature végétalienne
- 15 ml d'huile de noix de coco
- 1 ou 2 CS de graines de chia ou de graines de lin
- 250 ml à 500 ml de liquide au choix : eau filtrée, eau de coco, thé vert glacé, thé de gingembre glacé, tisane de fenouil glacée, yerba maté glacée, lait d'amande, lait de riz, lait de coco

Préparation

1. Laver les poires et les légumes feuillus. S'ils ne sont pas bio, ajouter un peu de vinaigre de cidre dans l'eau de rinçage pour éliminer les pesticides.
2. Peler la banane et couper grossièrement.
3. Déchiqueter les légumes feuillus.
4. Couper les poires et retirer le cœur et les pépins.
5. Mettre tous les ingrédients dans le blender et mixer jusqu'à obtenir une consistance lisse.
6. Si votre blender n'est pas très puissant, mixer de petites quantités à la fois et terminer par les légumes feuillus.

*** Ce smoothie se conserve pendant 24 heures au frigo dans un pot en verre fermé hermétiquement.

24° PÊCHES CÉLESTES

Ingrédients

- 2 bols de raisins blancs congelés
- 2 pêches dénoyautées
- 1 ou 2 CS de graines de chia ou de graines de lin
- Stévia au goût (optionnel)
- 2 bols d'épinards hachés
- 15 ml d'huile de noix de coco
- 1 portion de poudre protéinée à la vanille
- 250 ml à 500 ml de liquide au choix : eau filtrée, eau de coco, thé vert glacé, thé de gingembre glacé, tisane de fenouil glacée, yerba maté glacée, lait d'amande, lait de riz, lait de coco

Préparation

1. Laver les pêches et les épinards. S'ils ne sont pas bio, ajouter un peu de vinaigre de cidre dans l'eau de rinçage pour éliminer les pesticides.
2. Couper les pêches en deux et retirer les noyaux.
3. Déchiqueter les épinards.
4. Mettre tous les ingrédients dans le blender et mixer jusqu'à obtenir une consistance lisse.
5. Si votre blender n'est pas très puissant, mixer de petites quantités à la fois, utiliser des raisins frais et terminer par les épinards.

*** Ce smoothie se conserve pendant 24 heures au frigo dans un pot en verre fermé hermétiquement.

25° RÊVE DE CANNELLE

Ingrédients

- 4 poires
- 1 banane
- 1 cc de cannelle
- 2 bols de légumes verts feuillus
- 1 ou 2 CS de graines de chia ou de graines de lin
- Stévia au goût (optionnel)
- 15 ml d'huile de noix de coco
- 1 portion de poudre protéinée à la vanille non sucrée
- 250 ml à 500 ml de liquide au choix : eau filtrée, eau de coco, thé vert glacé, thé de gingembre glacé, yerba maté glacée, lait d'amande, lait de riz, lait de coco

Préparation

1. Laver les poires et les légumes verts feuillus.
2. Couper les poires en quartiers et retirer le cœur et les pépins.
3. Peler la banane et couper grossièrement.
4. Déchiqueter les légumes verts feuillus.
5. Mettre tous les ingrédients dans le blender et mixer jusqu'à obtenir une consistance lisse.
6. Si votre blender n'est pas très puissant, mixer de petites quantités à la fois et terminer par les légumes feuillus.

*** Ce smoothie se conserve pendant 24 heures au frigo dans un pot en verre fermé hermétiquement.

26° QUESTION DE GINGEMBRE

Ingrédients

- 3 bananes
- 1 bol d'épinards hachés
- 1 bol de coriandre
- 1 jus de lime
- 1 CS de gingembre frais haché finement ou 1 cc de gingembre en poudre
- 1 pincée de poudre de clou de girofle
- 1 ou 2 CS de graines de chia ou de graines de lin
- Stévia au goût (optionnel)
- 15 ml d'huile de noix de coco
- 1 portion de poudre protéinée nature végétalienne
- 250 ml à 500 ml de liquide au choix : eau filtrée, eau de coco, thé vert glacé, thé de gingembre glacé

Préparation

1. Laver les épinards et la coriandre. S'ils ne sont pas bio, ajouter un peu de vinaigre de cidre dans l'eau de rinçage pour éliminer les pesticides.
2. Peler les bananes et couper grossièrement.
3. Déchiqueter les épinards et la coriandre.
4. Presser le jus de lime.
5. Mettre tous les ingrédients dans le blender et mixer jusqu'à obtenir une consistance lisse.
6. Si votre blender n'est pas très puissant, mixer de petites quantités à la fois et terminer par les épinards.

*** Ce smoothie se conserve pendant 24 heures au frigo dans un pot en verre fermé hermétiquement.

27° RETOUR DE LA BANANE MASQUÉE

Ingrédients

- 2 bananes
- 1 pomme
- 1 poire
- 1 cc de cannelle
- 1 ou 2 CS de graines de chia ou de graines de lin
- Stévia au goût (optionnel)
- 2 bols de légumes verts feuillus
- 15 ml d'huile de noix de coco
- 1 portion de poudre protéinée à la vanille sans sucre
- 250 ml à 500 ml de liquide au choix : eau filtrée, eau de coco, thé vert glacé, lait d'amande, lait de riz, lait de coco

Préparation

1. Laver la pomme, la poire et les légumes feuillus. S'ils ne sont pas bio, ajouter un peu de vinaigre de cidre dans l'eau de rinçage pour éliminer les pesticides.
2. Peler les bananes et couper grossièrement.
3. Couper la pomme et la poire en quartiers pour retirer le cœur et les pépins.
4. Déchiqueter les légumes verts feuillus
5. Mettre tous les ingrédients dans le blender et mixer jusqu'à obtenir une consistance lisse.
6. Si votre blender n'est pas très puissant, mixer de petites quantités à la fois et terminer par les légumes feuillus.

*** Ce smoothie se conserve pendant 24 heures au frigo dans un pot en verre fermé hermétiquement.

28° ORANGE RÊVEUSE

Ingrédients

- 1 bol de pépites d'épinards congelés
- 2 CS de noix d'acajou crues finement hachées
- 2 CS de graines de tournesol
- 2 grosses dattes dénoyautées
- 1 grosse orange pelée
- 1 ou 2 CS de graines de chia ou de graines de lin
- Stévia au goût (optionnel)
- Jus d'une orange
- 15 ml d'huile de noix de coco
- 1 portion de poudre protéinée à l'orange non sucrée
- 250 ml à 500 ml de liquide au choix : eau filtrée, eau de coco, thé vert glacé, thé de gingembre glacé, lait d'amande, lait de riz, lait de coco

Préparation

1. Hacher les noix d'acajou.
2. Dénoyauter et hacher les dattes.
3. Presser le jus d'orange.
4. Peler l'orange et retirer les pépins.
5. Mettre tous les ingrédients dans le blender et mixer jusqu'à obtenir une consistance lisse.
6. Si votre blender n'est pas très puissant, mixer de petites quantités à la fois et terminer par les épinards congelés.

*** Ce smoothie se conserve pendant 24 heures au frigo dans un pot en verre fermé hermétiquement.

29° ROQUETTE EN PAGAILLE

Ingrédients

- 1 banane
- 2 poires
- 1 bol de petits fruits congelés : myrtilles, fraises ou framboises
- 1 bol de feuilles de roquette
- 1 ou 2 CS de graines de chia ou de graines de lin
- Stévia au goût (optionnel)
- 15 ml d'huile de noix de coco
- 1 portion de poudre protéinée aux fraises non sucrée
- 250 ml à 500 ml de liquide au choix : eau filtrée, eau de coco, thé vert glacé, thé de gingembre glacé, tisane de fenouil glacée, yerba maté glacée, lait d'amande, lait de riz, lait de coco

Préparation

1. Laver les poires et la roquette. Si elles ne sont pas bio, ajouter un peu de vinaigre de cidre dans l'eau de rinçage pour éliminer les pesticides.
2. Peler la banane et couper grossièrement.
3. Couper les poires en quartiers et retirer les pépins.
4. Déchiqueter la roquette.
5. Mettre tous les ingrédients dans le blender et mixer jusqu'à obtenir une consistance lisse.
6. Si votre blender n'est pas très puissant, mixer de petites quantités à la fois et terminer par les petits fruits congelés.

*** Ce smoothie se conserve pendant 24 heures au frigo dans un pot en verre fermé hermétiquement.

30° ALLIANCE POMMES ET COCO

Ingrédients

- 2 pommes rouges
- 1 pomme verte
- 1 noix de coco, chair et eau
- 1 cc de cannelle
- 1 ou 2 CS de graines de chia ou de graines de lin
- Stévia au goût (optionnel)
- 2 bols de de légumes feuillus verts
- 15 ml d'huile de noix de coco
- 1 portion de poudre protéinée nature végétalienne
- 250 ml à 500 ml d'eau ou de lait de coco

Préparation

1. Laver les pommes et les légumes verts. S'ils ne sont pas bio, ajouter un peu de vinaigre de cidre dans l'eau de rinçage pour éliminer les pesticides.
2. Couper les pommes en quartiers et enlever les cœurs et les pépins.
3. Percer la noix de coco et pour recueillir l'eau, puis casser la noix de coco et retirer la chair.
4. Déchiqueter les légumes feuillus verts.
5. Mettre tous les ingrédients dans le blender et mixer jusqu'à obtenir une consistance lisse.
6. Si votre blender n'est pas très puissant, mixer de petites quantités à la fois et terminer par les légumes feuillus.

*** Ce smoothie se conserve pendant 24 heures au frigo dans un pot en verre fermé hermétiquement.

31° SENTIER DE PETITS FRUITS

Ingrédients

- 2 bols de petits fruits : fraises, framboises ou myrtilles congelés
- 1 banane
- 2 dattes dénoyautées
- 15 ml d'huile de noix de coco
- 1 ou 2 CS de graines de chia ou de graines de lin
- Stévia au goût (optionnel)
- 2 bols de légumes verts feuillus
- 1 portion de poudre protéinée aux petits fruits sans sucre
- 1 ou 2 CS de graines de chia ou de graines de lin
- 250 ml à 500 ml de liquide au choix : eau filtrée, eau de coco, thé vert glacé, thé de gingembre glacé, lait d'amande

Préparation

1. Peler la banane et couper grossièrement.
2. Dénoyauter et hacher les dattes.
3. Laver les légumes verts feuillus. S'ils ne sont pas bio, ajouter un peu de vinaigre de cidre dans l'eau de rinçage pour éliminer les pesticides.
4. Déchiqueter les légumes verts feuillus.
5. Mettre tous les ingrédients dans le blender et mixer jusqu'à obtenir une consistance lisse.
6. Si votre blender n'est pas très puissant, mixer de petites quantités à la fois et terminer par les légumes feuillus.

*** Ce smoothie se conserve pendant 24 heures au frigo dans un pot en verre fermé hermétiquement.

32° PAPA TANGO SMOOTHIE

Ingrédients

- 1 petite banane en morceaux, de préférence congelée
- 1/4 c. à thé (1 ml) de cannelle
- 1 CS de poudre de cacao non sucrée
- 1 poignée de fraises ou d'autres petits fruits
- 1 poignée de bébé épinards
- 15 ml d'huile de noix de coco
- 1 ou 2 CS de graines de chia ou de graines de lin
- 1 portion de poudre protéinée au chocolat sans sucre
- Stévia au goût
- 300 ml de café bio froid

Préparation

1. Laver les fruits et les épinards. S'ils ne sont pas bio, ajouter un peu de vinaigre de cidre dans l'eau de rinçage pour éliminer les pesticides.
2. Déchiqueter les épinards.
3. Mettre tous les ingrédients dans le blender et mixer jusqu'à obtenir une consistance lisse.
4. Si votre blender n'est pas très puissant, mixer de petites quantités à la fois et terminer par les légumes épinards.

*** Ce smoothie se conserve pendant 24 heures au frigo dans un pot en verre fermé hermétiquement.

33° SPLENDEUR TROPICALE

Ingrédients

- 1 poire
- 1 banane
- 1 noix de coco, chair et liquide
- 1 CS de gingembre frais haché finement ou 1 cc de gingembre en poudre
- 1 ou 2 CS de graines de chia ou de graines de lin
- Stévia au goût (optionnel)
- 2 bols de légumes feuillus verts
- 1 portion de poudre protéinée à la vanille
- 250 ml à 500 ml de liquide au choix : eau filtrée, eau de coco, thé vert glacé, thé de gingembre glacé, tisane de fenouil glacée, yerba maté glacée, lait d'amande, lait de riz, lait de coco

Préparation

1. Laver la poire et les légumes feuillus verts. S'ils ne sont pas bio, ajouter un peu de vinaigre de cidre dans l'eau de rinçage pour éliminer les pesticides.
2. Déchiqueter les légumes verts feuillus.
3. Percer la noix de coco et recueillir l'eau de coco.
4. Briser la noix de coco et en extraire la chair.
5. Mettre tous les ingrédients dans le blender et mixer jusqu'à obtenir une consistance lisse.
6. Si votre blender n'est pas très puissant, mixer de petites quantités à la fois et terminer par les légumes feuillus.

*** Ce smoothie se conserve pendant 24 heures au frigo dans un pot en verre fermé hermétiquement.

34° RAISINS BLANCS PÉTILLANTS

Ingrédients

- 2 bols de raisins blancs congelés (au Québec, ce qu'on appelle des raisins verts)
- 2 pommes vertes
- 1 jus de citron
- 1 cc de graines de fenouil
- 1 ou 2 CS de graines de chia ou de graines de lin
- Stévia au goût (optionnel)
- 2 bols de légumes feuillus verts
- 15 ml d'huile de noix de coco
- 1 portion de poudre protéinée nature végétalienne
- 250 ml à 500 ml de liquide au choix : eau filtrée, eau de coco, thé vert glacé, thé de gingembre glacé, tisane de fenouil glacée, yerba maté glacée, lait d'amande, lait de riz, lait de coco

Préparation

1. Laver les pommes et les légumes verts feuillus. S'ils ne sont pas bio, ajouter un peu de vinaigre de cidre dans l'eau de rinçage pour éliminer les pesticides.
2. Couper les pommes en quartier et retirer les pépins.
3. Déchiqueter les légumes verts feuillus.
4. Mettre tous les ingrédients dans le blender et mixer jusqu'à obtenir une consistance lisse.
5. Si votre blender n'est pas très puissant, mixer de petites quantités à la fois et terminer par les légumes feuillus.

*** Ce smoothie se conserve pendant 24 heures au frigo dans un pot en verre fermé hermétiquement.

35° PETITS FRUITS DU JOUR

Ingrédients

- 1 poignée de framboises congelées
- 1 poignée de myrtilles congelées
- 1 poignée de fraises congelées
- 1 cc d'arôme de d'orange
- 1 ou 2 CS de graines de chia ou de graines de lin
- Stévia au goût (optionnel)
- 2 bols de légumes verts feuillus
- 15 ml d'huile de noix de coco
- 1 portion de poudre protéinée aux petits fruits sans sucre
- 250 ml à 500 ml de liquide au choix : eau filtrée, eau de coco, thé vert glacé, thé de gingembre glacé, tisane de fenouil glacée, yerba maté glacée, lait d'amande, lait de riz, lait de coco

Préparation

1. Laver les légumes verts feuillus. S'ils ne sont pas bio, ajouter un peu de vinaigre de cidre dans l'eau de rinçage pour éliminer les pesticides.
2. Déchiqueter les légumes verts feuillus.
3. Mettre tous les ingrédients dans le blender et mixer jusqu'à obtenir une consistance lisse.
4. Si votre blender n'est pas très puissant, mixer de petites quantités à la fois et terminer par les légumes feuillus.

*** Ce smoothie se conserve pendant 24 heures au frigo dans un pot en verre fermé hermétiquement.

36° PARFUM CAPITEUX

Ingrédients

- 2 mangues épluchées et coupées en morceaux
- 1 banane
- 1 poire
- 1 CS de gingembre frais haché finement ou 1 cc de gingembre en poudre
- 1 ou 2 CS de graines de chia ou de graines de lin
- Stévia au goût (optionnel)
- 15 ml d'huile de noix de coco
- 2 bols de légumes verts feuillus
- 250 ml à 500 ml de liquide au choix : eau filtrée, eau de coco, thé vert glacé, thé de gingembre glacé, tisane de fenouil glacée, yerba maté glacée, lait d'amande, lait de riz, lait de coco

Préparation

1. Laver la poire et les légumes verts feuillus. S'ils ne sont pas bio, ajouter un peu de vinaigre de cidre dans l'eau de rinçage pour éliminer les pesticides.
2. Couper la poire en quartier et retirer les pépins.
3. Déchiqueter les légumes verts feuillus.
4. Éplucher la mangue et la couper en morceaux.
5. Hacher le gingembre frais s'il y a lieu.
6. Mettre tous les ingrédients dans le blender et mixer jusqu'à obtenir une consistance lisse.
7. Si votre blender n'est pas très puissant, mixer de petites quantités à la fois et terminer par les légumes feuillus.

*** Ce smoothie se conserve pendant 24 heures au frigo dans un pot en verre fermé hermétiquement.

37° MELON TRIOMPHANT

Ingrédients

- 1 grand bol de morceaux de melon d'eau
- 2 oranges pelées
- 1 CS de gingembre frais haché ou 1 cc de gingembre en poudre
- 1 ou 2 CS de graines de chia ou de graines de lin
- Stévia au goût (optionnel)
- 15 ml d'huile de noix de coco
- 1 grand bol de légumes feuillus verts
- 250 ml à 500 ml de liquide au choix : eau filtrée, eau de coco, thé vert glacé, thé de gingembre glacé, tisane de fenouil glacée, yerba maté glacée, lait d'amande, lait de riz

Préparation

1. Couper le melon d'eau et découper les morceaux.
2. Peler les oranges, séparer en quartiers et retirer les noyaux.
3. Laver les légumes verts feuillus. S'ils ne sont pas bio, ajouter un peu de vinaigre de cidre dans l'eau de rinçage pour éliminer les pesticides.
4. Mettre tous les ingrédients dans le blender et mixer jusqu'à obtenir une consistance lisse.
5. Si votre blender n'est pas très puissant, mixer de petites quantités à la fois et terminer par les légumes feuillus.

*** Ce smoothie se conserve pendant 24 heures au frigo dans un pot en verre fermé hermétiquement.

38° TROIS MOUSQUETAIRES

Ingrédients

- 2 bananes
- 1 bol de fraises congelées
- 1 bol de myrtilles congelées
- 1 jus d'orange fraîchement pressé
- 1 ou 2 CS de graines de chia ou de graines de lin
- Stévia au goût (optionnel)
- 15 ml d'huile de noix de coco
- 2 bols de légumes verts feuillus
- 250 ml à 500 ml de liquide au choix : eau filtrée, eau de coco, thé vert glacé, thé de gingembre glacé, tisane de fenouil glacée, yerba maté glacée, lait d'amande, lait de riz, lait de coco

Préparation

1. Laver les légumes verts feuillus. S'ils ne sont pas bio, ajouter un peu de vinaigre de cidre dans l'eau de rinçage pour éliminer les pesticides.
2. Peler les bananes et couper en morceaux.
3. Presser le jus d'orange.
4. Déchiqueter les légumes verts feuillus.
5. Mettre tous les ingrédients dans le blender et mixer jusqu'à obtenir une consistance lisse.
6. Si votre blender n'est pas très puissant, mixer de petites quantités à la fois et terminer par les légumes feuillus.

*** Ce smoothie se conserve pendant 24 heures au frigo dans un pot en verre fermé hermétiquement.

39° INVASION DE MYRTILLES

Ingrédients

- 2 bols de myrtilles (appelés bleuets au Québec)
- 2 bananes
- 1 ou 2 CS de graines de chia ou de graines de lin
- Stévia au goût (optionnel)
- 15 ml d'huile de noix de coco
- 2 bols de légumes feuillus verts
- 250 ml à 500 ml de liquide au choix : eau filtrée, eau de coco, thé vert glacé, thé de gingembre glacé, tisane de fenouil glacée, yerba maté glacée, lait d'amande, lait de riz, lait de coco

Préparation

1. Laver les légumes verts feuillus et les myrtilles. S'ils ne sont pas bio, ajouter un peu de vinaigre de cidre dans l'eau de rinçage pour éliminer les pesticides.
2. Peler les bananes et couper en morceaux grossièrement.
3. Déchiqueter les légumes verts feuillus.
4. Mettre tous les ingrédients dans le blender et mixer jusqu'à obtenir une consistance lisse.
5. Si votre blender n'est pas très puissant, mixer de petites quantités à la fois et terminer par les légumes feuillus.

*** Ce smoothie se conserve pendant 24 heures au frigo dans un pot en verre fermé hermétiquement.

40° MANGUES VICTORIEUSES

Ingrédients

- 2 mangues pelées et coupées en morceaux
- 2 poires
- 1 cc d'arôme de noix de coco
- 1 ou 2 CS de graines de chia ou de graines de lin
- Stévia au goût (optionnel)
- 15 ml d'huile de noix de coco
- 2 bols de légumes feuillus verts
- 250 ml à 500 ml de liquide au choix : eau filtrée, eau de coco, thé vert glacé, thé de gingembre glacé, tisane de fenouil glacée, yerba maté glacée, lait d'amande, lait de riz, lait de coco

Préparation

1. Laver les légumes verts feuillus et les poires. S'ils ne sont pas bio, ajouter un peu de vinaigre de cidre dans l'eau de rinçage pour éliminer les pesticides.
2. Couper les poires en quartier et retirer les pépins.
3. Peler les mangues et couper en morceaux.
4. Déchiqueter les légumes verts feuillus.
5. 5 Mettre tous les ingrédients dans le blender et mixer jusqu'à obtenir une consistance lisse.
6. Si votre blender n'est pas très puissant, mixer de petites quantités à la fois et terminer par les légumes feuillus.

*** Ce smoothie se conserve pendant 24 heures au frigo dans un pot en verre fermé hermétiquement.

41° SMOOTHIE AU BASILIC

Ingrédients

- 2 bols de fraises fraîches
- 2 bananes congelées en morceaux
- le jus d'une lime
- 5 feuilles de basilic frais
- 2 bols de bébé épinards
- 15 ml d'huile de noix de coco
- 250 à 500 ml de <u>lait de noisettes</u>

Préparation

1. Laver les fraises, le basilic et les épinards. S'ils ne sont pas bio, ajouter un peu de vinaigre de cidre dans l'eau de rinçage pour éliminer les pesticides.
2. Presser le jus de lime.
3. Mettre tous les ingrédients dans le blender et mixer jusqu'à obtenir une consistance lisse.
4. Si votre blender n'est pas très puissant, mixer de petites quantités à la fois et terminer par les épinards.

*** Ce smoothie se conserve pendant 24 heures au frigo dans un pot en verre fermé hermétiquement.

42° RENDEZ-VOUS DES ABRICOTS

Ingrédients

- 4 abricots
- 2 bols de fraises tranchées congelées sans sucre
- 2 bananes
- 1 carotte
- 2 bols de bébés épinards
- 1 grosse poignée de luzerne germée
- 1 portion de poudre protéinée nature végétalienne
- 15 ml d'huile de noix de coco
- 1 ou 2 CS de graines de chia ou de graines de lin
- 500 ml d'eau filtrée glacée

Préparation

1. Laver les abricots, les épinards et la carotte. S'ils ne sont pas bio, ajouter un peu de vinaigre de cidre dans l'eau de rinçage pour éliminer les pesticides.
2. Couper les abricots en deux et retirer les noyaux.
3. Déchiqueter les épinards.
4. Éplucher les bananes et couper grossièrement.
5. Peler la carotte et couper en petits morceaux.
6. Mettre tous les ingrédients dans le blender et mixer jusqu'à obtenir une consistance lisse.
7. Si votre blender n'est pas très puissant, mixer de petites quantités à la fois et terminer par les épinards et les carottes.

*** Ce smoothie se conserve pendant 24 heures au frigo dans un pot en verre fermé hermétiquement.

43° TOURBILLON DE CANTALOUP

Ingrédients

- 2 bols de cubes de cantaloup
- 1 orange
- 1 bol de morceaux d'ananas congelé
- 1 banane
- 2 bols de bébés épinards
- 2 bols de feuilles de jeune pissenlit
- 15 ml d'huile de noix de coco
- 1 poignée d'amandes préalablement trempées
- 500 ml d'eau filtrée

Préparation

1. Faire tremper les amandes la veille.
2. Laver les épinards et les feuilles de pissenlit. S'ils ne sont pas bio, ajouter un peu de vinaigre de cidre dans l'eau de rinçage pour éliminer les pesticides.
3. Préparer le cantaloup et couper la chair en cubes.
4. Peler l'orange et retirer les pépins.
5. Peler la banane et couper grossièrement.
6. Mettre tous les ingrédients dans le blender et mixer jusqu'à obtenir une consistance lisse.
7. Si votre blender n'est pas très puissant, mixer de petites quantités à la fois et terminer par les épinards et les feuilles de pissenlit.

*** Ce smoothie se conserve pendant 24 heures au frigo dans un pot en verre fermé hermétiquement.

44° ÉLIXIR DE POPEYE

Ingrédients

- 4 bols d'épinards
- 1 concombre
- 1 avocat
- 2 petits oignons verts
- 2 oranges
- Jus d'une orange
- Quelques brins de persil, au goût
- Quelques brins de coriandre, au goût
- 15 ml d'huile de noix de coco
- 1 poignée de noix Grenoble, préalablement trempées
- 500 ml d'eau filtrée

Préparation

1. Faire tremper les noix Grenoble la veille.
2. Laver les épinards, les petits oignons verts, le persil et la coriandre. S'ils ne sont pas bio, ajouter un peu de vinaigre de cidre dans l'eau de rinçage pour éliminer les pesticides.
3. Peler le concombre et couper grossièrement.
4. Couper l'avocat en deux, dénoyauter et retirer la chair.
5. Presser le jus d'orange.
6. Peler les oranges et enlever les pépins.
7. Couper les petits oignons verts en morceaux.
8. Déchiqueter les épinards, le persil et la coriandre.
9. Mettre tous les ingrédients dans le blender et mixer jusqu'à obtenir une consistance lisse.
10. Si votre blender n'est pas très puissant, mixer de petites quantités à la fois et terminer par les épinards.

*** Ce smoothie se conserve pendant 24 heures au frigo dans un pot en verre fermé hermétiquement.

45° SMOOTHIE BONNE MINE

Ingrédients

- 2 bols de cubes de cantaloup congelé
- 1 bol de carottes en morceaux
- 1 bol de laitue romaine
- 15 ml d'huile de noix de coco
- 1 portion de poudre protéinée nature végétalienne
- 1 ou 2 CS de graines de chia ou de graines de lin
- Jus d'une orange
- 250 à 500 ml d'eau filtrée

Préparation

1. Laver les carottes et la laitue romaine. Si elles ne sont pas bio, ajouter un peu de vinaigre de cidre dans l'eau de rinçage pour éliminer les pesticides.
2. Éplucher les carottes et couper en petits morceaux.
3. Presser le jus d'orange.
4. Déchiqueter la laitue romaine.
5. Mettre tous les ingrédients dans le blender et mixer jusqu'à obtenir une consistance lisse.
6. Si votre blender n'est pas très puissant, mixer de petites quantités à la fois et terminer par les morceaux de carottes.

*** Ce smoothie se conserve pendant 24 heures au frigo dans un pot en verre fermé hermétiquement.

SMOOTHIES POUR BÉBÉS

Plusieurs parents ont de la difficulté à faire manger des légumes et des fruits à leurs enfants. En leur proposant des smoothies, la tâche devient beaucoup plus facile parce que les smoothies sont tellement savoureux.

En commençant tôt à leur faire apprécier le goût de ces boissons santé, vous développez leur attirance pour des aliments naturels et nutritifs.

À tout âge, nos papilles s'habituent au goût des aliments naturels et boire des smoothies verts devient une habitude très facile à conserver. De plus, notre santé ne s'en porte que mieux !

Mais, direz-vous, quand peut-on commencer à offrir des smoothies à un enfant ?

Est-ce que les smoothies sont bons pour les bébés ?

Quelque part au monde, un petit bébé Ninja est arrivé sur notre planète au début de l'année 2014. Je dois avouer qu'il occupe une petite place bien précieuse dans mon coeur et que ses grands yeux à la fois curieux et charmeurs m'ont totalement conquise.

C'est donc en pensant lui que j'ai décidé d'ajouter ici des suggestions de mini smoothies pour bébés.

Le gros bon sens veut, bien sûr, que les smoothies soient présentés à bébé seulement au moment où les parents commencent à introduire des aliments solides dans son alimentation.

En dehors des céréales, on offre souvent au bébé une banane écrasée à la fourchette, par exemple, ou des quartiers de pêche bien juteuse.

Ce sont donc ces mêmes aliments que vous choisirez pour préparer un smoothie à votre bébé.

Pour une raison qu'on ignore, en général les petits ne sont pas inspirés par une boisson verte. De plus, ils apprécient énormément ce qui est sucré.

Combien de purées d'épinards recrachées confirment la chose !

Pour convaincre bébé d'accepter de boire un smoothie vert, vous devez donc adopter de bonnes stratégies.

La consommation régulière de smoothies doit devenir une source de plaisir et non pas une bataille de plus.

Astuce 1

La couleur du smoothie doit plaire à bébé, sinon, camouflez-le dans une tasse d'apprentissage opaque.

Astuce 2

Choisissez des aliments que bébé aime déjà, comme par exemple, la banane qui semble avoir la cote dans tous les pays.

Astuce 3

Ne mélangez pas plus de trois aliments, pour que ce soit plus facile à digérer, à raison de 2 fruits et 1 légume vert, cru ou en purée.

Astuce 4

Utiliser de l'eau filtrée à la température de la pièce, coupée ou non, d'un peu de jus de fruit naturel qu'il aime déjà, comme par exemple, du jus d'orange fraichement pressé.

Avec un pichet Brita®, vous avez toujours de l'eau pure à votre disposition.

C'est plus écologique et bien moins dispendieux que d'acheter de l'eau embouteillée.

Astuce 5

Contrôlez bien la consistance du mélange pour que le smoothie soit facile à boire avec la tasse d'apprentissage.

Mixer suffisamment longtemps pour qu'il n'y ait plus aucun grumeau.

Astuce 6

Commencez par offrir de petites quantités de smoothie à bébé pour que son organisme ait le temps de s'adapter.

Astuce 7

Variez la composition de ses smoothies au fil des jours pour qu'il s'habitue à une variété de saveurs et en même temps, pour éviter qu'il développe des allergies.

Je vous propose donc ici cinq recettes, à vrai dire, cinq combinaisons possibles parmi les dizaines que vous expérimenterez vous-même en fonction des goûts de votre enfant.

Pour des raisons évidentes, je ne spécifie pas les quantités et je vous recommande de préparer ces mini smoothies un à la fois.

Pour ce faire, un petit blender tel que le NutriBullet devrait suffire, et c'est beaucoup plus rapide à nettoyer que votre gros blender.

Les smoothies pour adultes peuvent se conserver pendant 24 heures, particulièrement quand ils contiennent du jus de citron, ce qui retarde l'oxydation.

Mais ce n'est pas l'idéal pour un smoothie préparé pour votre bébé. Il vaut mieux qu'il le consomme immédiatement quand il est tout à fait frais.

46. SMOOTHIE À LA MANGUE POUR BÉBÉ

• Mangue

• Banane

• Chou vert frisé (kale)

47. SMOOTHIE AUX PÊCHES POUR BÉBÉ

• Pêches

• Banane

• Épinards

SMOOTHIE AUX POIRES POUR BÉBÉ

• Poires

• Banane

• Céleri

SMOOTHIE AUX FRAMBOISES POUR BÉBÉ

• Avocat

• Framboises

• Laitue romaine

SMOOTHIE AUX CAROTTES POUR BÉBÉ

• Carottes crues ou en purée

• Orange

• Concombre

Smoothies pour bébé en santé

Si vous pouvez vous le permettre, choisissez des produits très frais, mûrs juste à point et de préférence, bio.

Sinon, comme dans le cas des smoothies pour adultes, laver les légumes et les fruits avec de l'eau additionnée d'un peu de vinaigre de cidre pour enlever au moins les pesticides qui sont en surface.

N'ajoutez pas de sucre inutilement dans les smoothies de votre bébé.

Habituez son palais à apprécier le goût sucré naturel des aliments.

C'est le meilleur service que vous puissiez lui rendre.

Oh ! Et surtout, n'oubliez pas de lui donner l'exemple et de siroter un délicieux smoothie en même temps que lui.

VOS COMMENTAIRES

Si ce livre vous a plu, pensez à laisser un commentaire sur Amazon !
Mille fois merci !

Marie BO

Pour découvrir mes autres livres : **https://amzn.to/2My77xd**